アレルギー専門医が
解説・指導する

ぜん息を克服するぞ

新潟アレルギー疾患研究所所長
月岡内科医院 院長
月岡 一治 著

東京大学名誉教授
国立相模原病院名誉院長
日本臨床アレルギー研究所所長
宮本 昭正 監修

発刊に寄せて

筆者の月岡一治先生は大学を卒業されてから、呼吸器及びアレルギーの分野を専攻されましたが、中でも気管支喘息の研究と診療には造詣が深く、この分野の第一人者と目されている先生です。

先生の業績のなかでも特筆に値するのは、わが国のピークフローの標準値を作られたことだと思います。この標準値は多くの専門家が長年望んでおりながら中々出来なかったのですが、此れが先生の努力により完成したわけでして高く評価されています。そして現在では多くの呼吸器やアレルギーに関心を持っている医師に広く利用されています。

今回月岡先生によって出版された〝ぜん息を克服するぞ〟という本著書は、喘息について幅広く、最新の知識を網羅し、読み易く、また理解しやすく、大変よい参考書だと思います。此れは長年喘息の診療に当たられた経験があってこそ可能になった著書であり、先生にとっては今までの集大成の書であるといっても過言ではないと思います。

喘息のコントロールには自己管理も必要ですが、本著には自己管理も含めて喘息の治療について親切に解説されています。一読の価値のある優れた著書であると考え、ご推薦申し上げます。

東京大学　名誉教授・㈶日本アレルギー協会　理事長

国立相模原病院　名誉院長・日本臨床アレルギー研究所　所長

宮本昭正

はじめに

今、気管支ぜん息（この本では、ぜん息と呼びます）という慢性の病気にかかる人が大変にふえています。ぜん息を治す、あるいは悪化させないためには、何よりも正しい情報とアドバイスが必要なのです。

でもいくら初期に「ぜん息ですよ」と専門医が診断し、薬を処方しても、使うか使わないかはあなた次第です。生活指導を行っても、同様です。そこにはこの病気に対するあなたの受け止め方と、私たち医師の説明力の綱引きがあります。私たちは十分な説明力と治療力を持たなければなりません。そしてあなたは、私たち医師に質問して疑問点をなくし、納得して治療を続けて下さい。ぜん息を上手に自己管理し、ぜん息に悩まされる生活を克服するために。

この本は、あなた御自身、あるいは大切な御家族がぜん息ですよと言われてどうすればいいのかわからず、悩んでいるあなたのために書かれました。あなたと御家族の、これからの幸せな生活を願って。

新潟アレルギー疾患研究所 所長・月岡内科医院 院長

月岡一治

ぜん息を克服するぞ●もくじ

ぜん息を手っ取り早く知りたいあなたに

第1章 ぜん息の原因は気道の炎症でした

第2章 ぜん息の診断

第3章 ピークフローが治療のカギだ

第4章 吸入ステロイド薬がぜん息治療を大きく変えた

第5章 頼りになる抗ロイコトリエン薬

ぜん息をもっと深く知りたいあなたに

イラスト　野崎　佳子

ぜん息を
手っ取り早く
知りたいあなたに

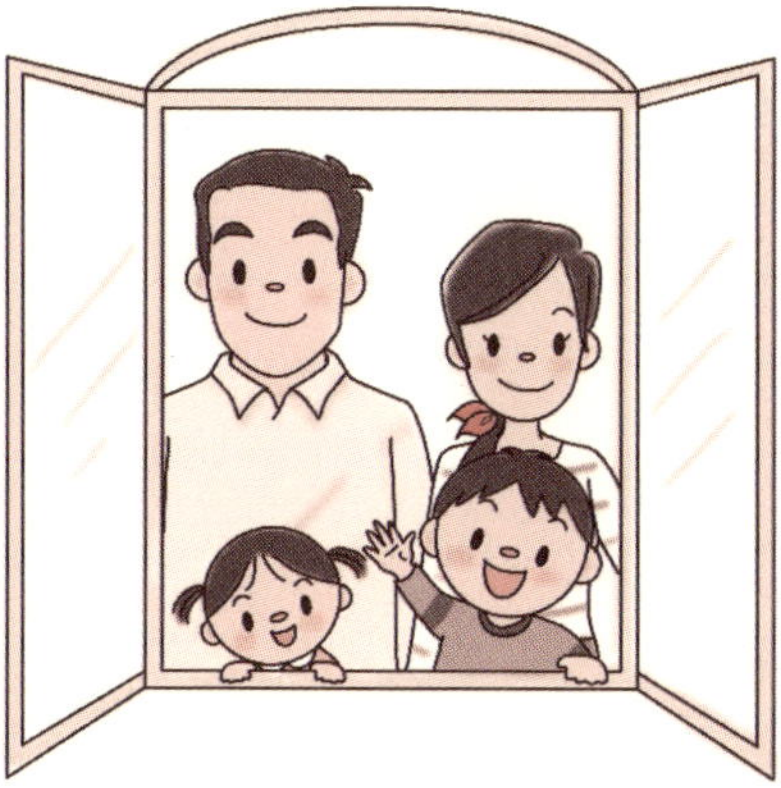

第1章

ぜん息の原因は気道の炎症でした

ぜん息ってどんな病気なの？

図1をご覧下さい。

①ぜん息になった人の気道（空気の通り道）には、炎症が起きてしまったのです。そのため気道の粘膜がむくんで、狭くなっています。

すると気道が、平均で健康な人の百倍も刺激に敏感になります。

②同時に気管支を取り巻く平滑筋という筋肉がけいれんを起こしてちぢみ、気管支を狭くします。

③気道に急に分泌物（痰《たん》）がふえ、そのため気道がさらに狭くなります。

その結果、呼吸をするとき、通る空気の音がゼイゼイ、ヒューヒュー、ゼロゼロと自分にも周囲の人にも聞こえるようになるのです（これを喘鳴《ぜんめい》といいます）。さらに、胸

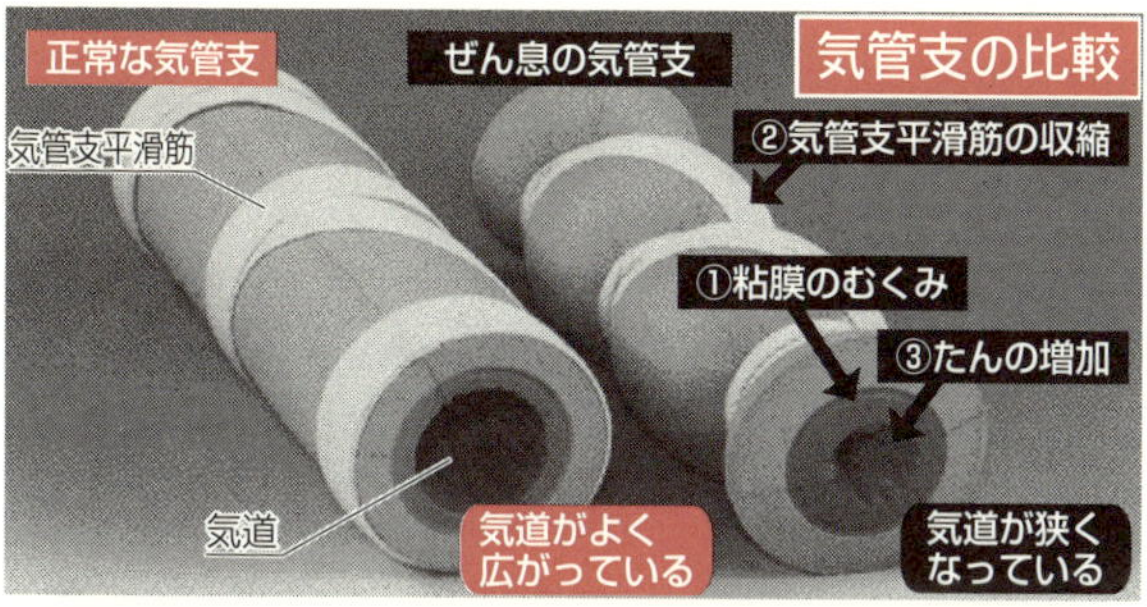

気管支ぜん息を理解しよう

何が起きている？ →

気道に慢性炎症が起きている

その結果どうなる？

気道が過敏になり、さまざまな刺激でむくみ、狭くなる（発作）

↓

続くと気道壁がどんどん厚くなって、元に戻らなくなる（リモデリング）

どうすれば治せる？

気道に炎症を起こす因子を避ける、除く（アレルゲン、カゼ、化学物質、疲労、ストレスなど）

抗炎症薬と気管支拡張薬を使う（吸入ステロイド薬など）

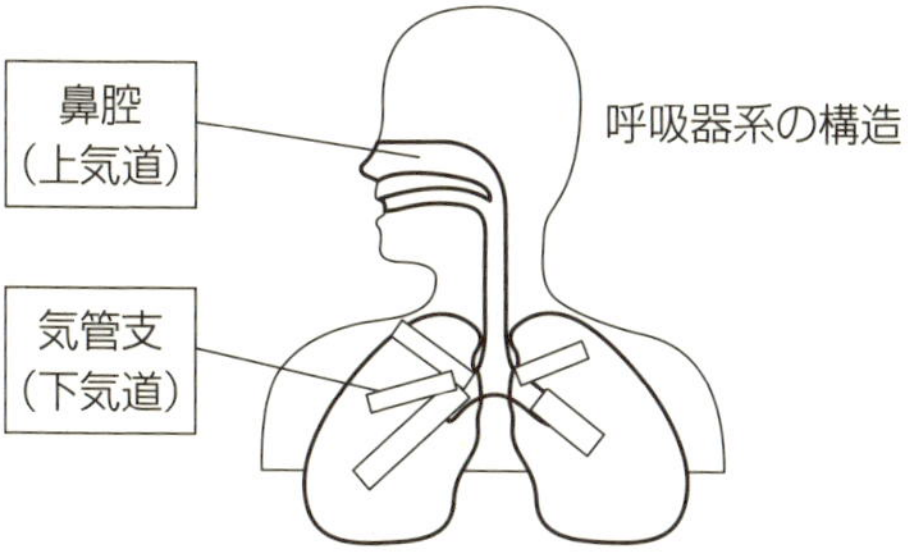

図1　気道は上気道（鼻腔）と下気道（気管、気管支）に分けられます。
ぜん息は下気道の病気です。

の圧迫感、呼吸困難へと進みます。血液中の酸素が不足し、寝ていると苦しいので、座って肩で息をするようになります（これを起坐《きざ》呼吸と呼びます）。酸素不足が全身に及ぶとチアノーゼ（唇《くちびる》、顔、手足が冷たくなって紫色になる）になり、会話ができず、さらに進むと尿失禁し、意識不明になり、窒息死することもあります。

こうしたぜん息発作をくり返していると、気道壁全体が厚くなる、気道リモデリングが起こります。気道壁が肥厚すると、気道は一層さまざまな刺激に敏感になってしまいます（気道過敏性の亢進《こうしん》といいます）。その結果、より治りにくいぜん息になっていくのです。これがぜん息という病気です。

多くは咳《せき》から始まる

ぜん息の症状はいわゆるカゼをひいたあと、咳だけが数日から数週間残っているうちに出てくることが多いのです。

しかし咳も喘鳴もなく、いきなり息苦しさで始まることもあります。息切れだけを感じて受診する人もいます。中学生以上なら本人がこれらの異常に気づきます。

2歳以下の乳幼児は、まだ小さくて、苦しさを周囲に伝えることができません。ゼー

小児・成人のぜん息症状

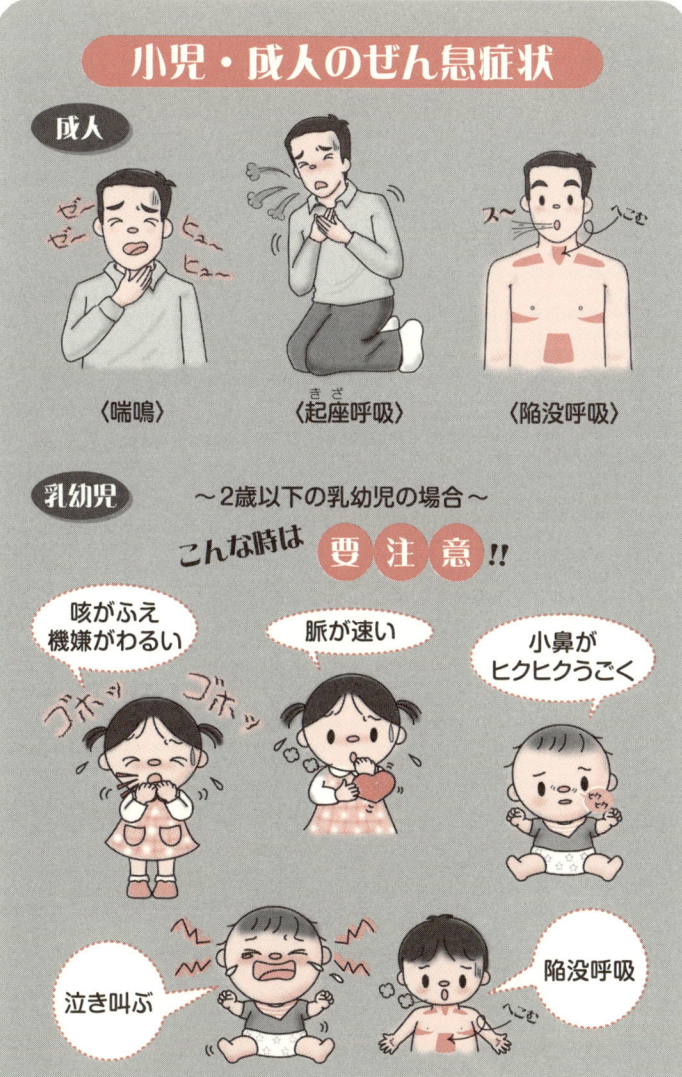

成人
ぜ〜
ぜ〜
ヒュ〜
ヒュ〜
ス〜
へこむ
〈喘鳴〉
〈起座《きざ》呼吸〉
〈陥没呼吸〉
乳幼児
〜2歳以下の乳幼児の場合〜
こんな時は要注意!!
咳がふえ
機嫌がわるい
ゴホッ
ゴホッ
脈が速い
小鼻が
ヒクヒクうごく
泣き叫ぶ
陥没呼吸
へこむ

ゼー、ヒューヒュー（喘鳴）、咳をたびたびくり返す、咳カゼが治らない、などではぜん息を疑って小児科医に相談しましょう。日をおいて3回以上喘鳴があれば、ぜん息と考えます。

喘鳴が強くなった、咳がふえ機嫌が悪い、咳で吐く、脈が速い、小鼻がヒクヒク動く、なら直ちに小児科医の診察を受けましょう。泣き叫ぶ、陥没呼吸（息をすると、のどぼとけの下、鎖骨の上をへこませる）、顔色が青ざめ、唇が紫色になる（チアノーゼ）などがあれば、救急車の手配を考えましょう。これらの症状があれば、ほぼぜん息と診断できます。

多くは夜間、早朝に症状が出る

私たちの気管支は、夜間、特に午前4時頃にもっとも狭くなります。ですから日中症状があった、つまりすでに気管支が狭くなっていた人は、夜間、早朝には一層喘鳴、呼吸困難、咳、痰がひどくなります。夜間、早朝にだけ発作が出る人もいます（夜間ぜん息）。逆に正午から午後4時頃までは私たちの気管支がもっとも広がる時間帯です。この時症状は消えるか軽くなります。症状がこれらの時間で変化すれば、ぜん息を強く疑いましょう。

多くは喘鳴、咳、息苦しさをくり返す

軽いものは自然に、あるいは治療で症状が消えてしまいます。しかし多くは喘鳴、息苦しさ、咳を毎日、あるいは日をおいてくり返します。治療しないと次第に慢性的に続きます。これがぜん息の特徴の一つです。

気道に炎症を起こすもの

①気道にアレルギー反応を起こさせて炎症を起こすもの（アレルゲン）と、②気道を刺激して炎症を誘発するもの、などがあります。

①にはダニ（室内のチリやホコリにまじっています）、花粉（スギ、カモガヤ、ヨモギなど）、ペットの成分、カビの胞子などがあります。体内には、これらのアレルゲンと反応して炎症を起こすIgE抗体が作られています。②には大気汚染物質、タバコの煙、運動、気象条件の変化、インフルエンザなどのウイルス感染、カゼ、疲労、ストレス、強いにおい（香水、芳香剤、漂白剤）などがあります。薬（痛みどめ、熱さまし、はれどめ、高血圧と心臓病の薬、緑内障の点眼薬など）によって起きるぜん息もあるのです。

気道にアレルギー反応を起こさせて炎症を起こすもの

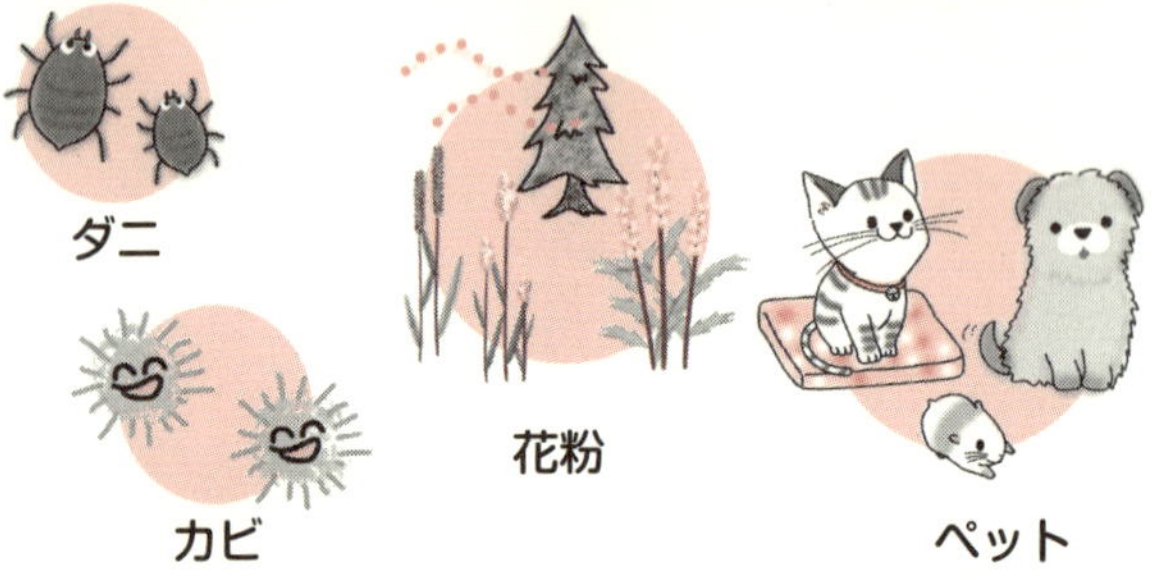
ダニ
カビ
花粉
ペット

気道を刺激して炎症を誘発するもの

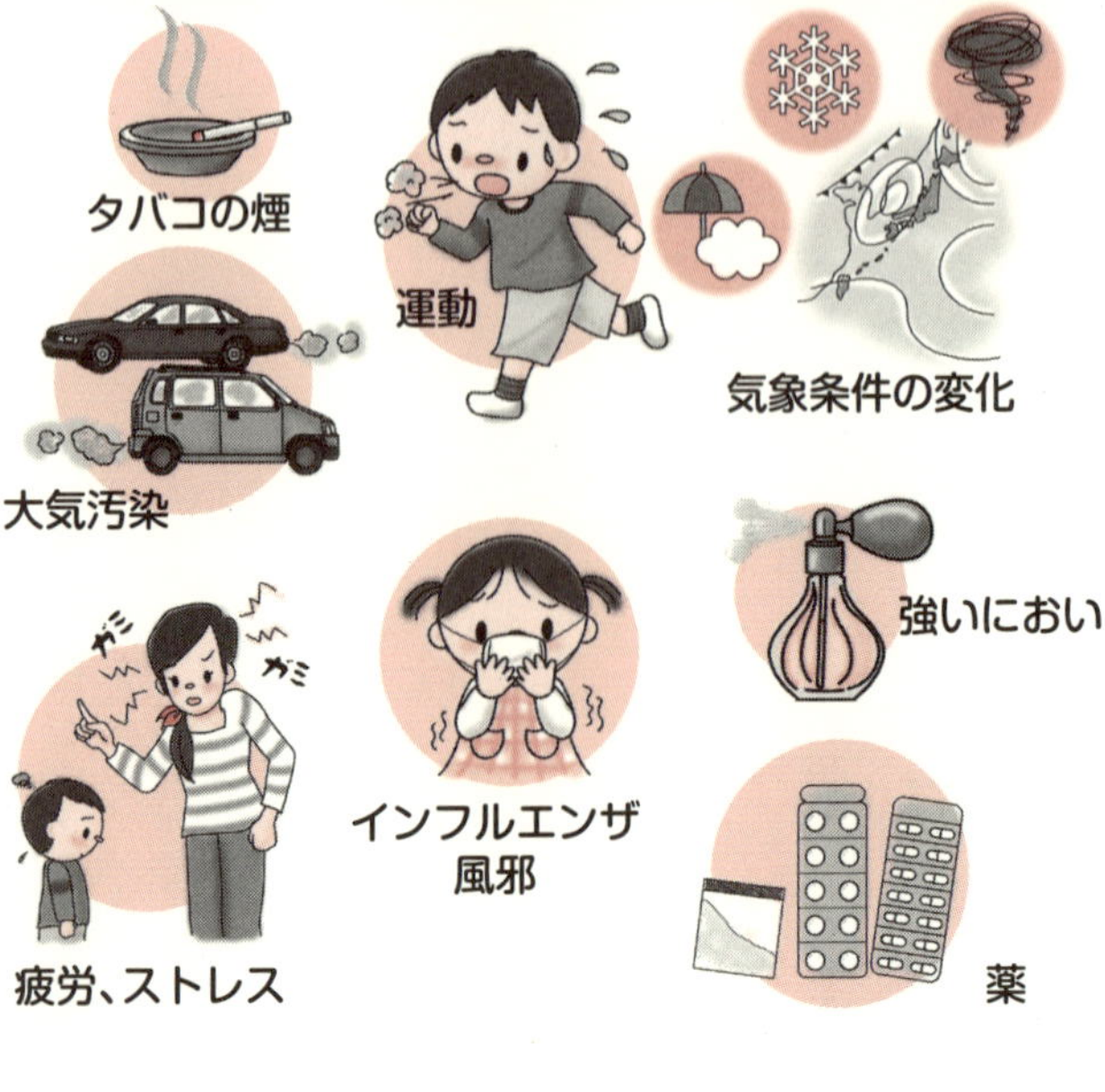
タバコの煙
運動
気象条件の変化
大気汚染
ガミ
ガミ
強いにおい
インフルエンザ
風邪
疲労、ストレス
薬

これらを避けることが、ぜん息を起こさないために非常に重要です。

〔アレルギー性ぜん息の発作は2段階で起こる〕

アレルギー性ぜん息とは、ダニ、ペットの成分など、ぜん息発作を起こすアレルゲンがはっきりわかっているぜん息のことで、アトピー型ぜん息ともいわれます。このアレルギー性ぜん息の発作は、時間をおいて、2段階で起こることが知られています。発作とは、気管支の広がり具合が大変に狭くなることで、咳、喘鳴、呼吸困難が現れます。

たとえばダニアレルギーの患者さんがダニの成分を吸うと、数分から20～30分で1回目のぜん息発作が起きます。これを「即時型反応」と呼びます。あとでお話ししますβ_2刺激薬の吸入など、気管支拡張薬が効きます。この反応は1時間ほどでおさまります。

その後3、4時間から8時間の間に2回目の発作が起こります。これを「遅発形反応」と呼びます。この時は、気管支拡張薬はあまり効きません。ステロイド薬が効きます。

この2つのぜん息反応の違いは、なんでしょう。即時型反応は、主に気管支をとりまく筋肉の収縮が原因で起こります。体内に入ったアレルゲンとIgE抗体がアレルギー反応を起こし、気管支粘膜にある肥満細胞などの炎症細胞から、炎症を起こす物質（化学伝達物質といいます）が放出されて、気管支の筋肉が収縮し、炎症も起こります。

遅延型反応は、即時型反応が引き金となり、主に好酸球という炎症細胞が気管支粘膜に集まり、気道の炎症がさらに強まって起こります。気管支拡張薬はあまり効かず、ステロイド薬がこれをおさえます。即時型反応がみられた時にステロイド薬の内服をしておけば遅発性反応はおさえられますが、発作が強い場合には病院でステロイド薬の点滴が必要です。そうならないように普段から吸入ステロイド薬や抗ロイコトリエン薬を使っておくことが必要です。

アレルギー性ぜん息は成人ぜん息患者さんの約50％、小児ぜん息の90％にみられるものです。ダニが主なアレルゲンです。

ぜん息になりやすい月がある

ぜん息になりやすい月があるのです。私が診察した大勢の患者さんの中で、初めてぜん息になった月がわかった人は２９１１名でした。全員をみると、４、５、６月と、10月に多いのでした（図2）。しかし40歳未満の方は10月が、40歳以上の方は４、５月がなりやすい月でした。

５月になった人はスギ花粉をアレルゲンに持つ人が多く、10月になった人はダニをアレルゲンに持つ人が多かったのです。スギ花粉は３、４月の空気中に大量に飛散します。

すると、鼻炎・ぜん息を起こすスギ花粉に対するIgE抗体が、花粉を吸入した人の体内で作られ、その量は5～6月にピークに達するのです。ダニは6～8月に室内で盛んにふえ、9～10月はその死がいが空気中に大変ふえます。ダニに対するIgE抗体の作られ方も、スギ花粉の場合と同様です。6～10月にぜん息になる患者さんがふえるのは、初めてのぜん息の発症にスギ花粉、ダニが影響していることを強く考えさせます。身内にアレルギーの病気の方がいる人は今はなんともなくても、普段からスギ花粉とダニを避ける生活をすることがぜん息にならないために必要でしょう。

　すでにぜん息になっている方も、5月の連休前後、8月のお盆すぎから9、10月になると多くの方は発作を起こします。この時期は気候の

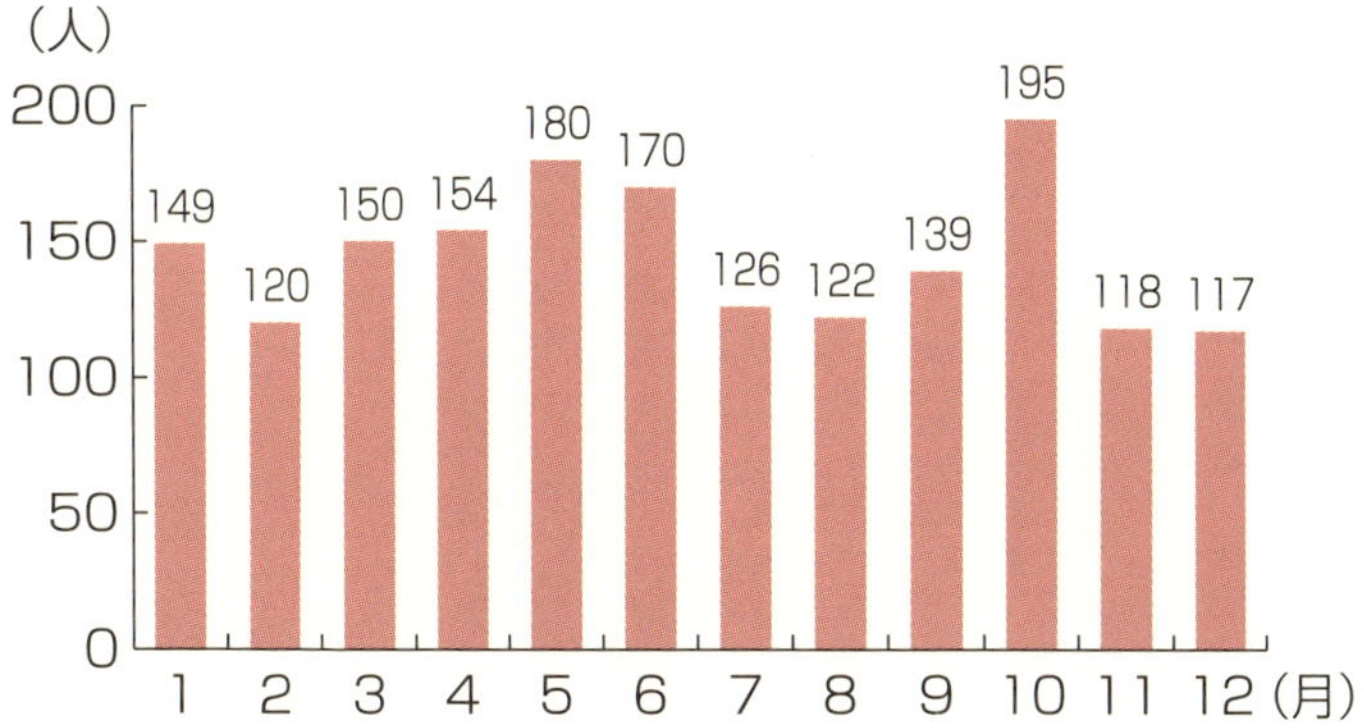

図2　初めてぜんそくを発症した月

（1997－2005年　月岡内科医院の調査による。各月の人数は調査期間の積算）

変化が大きい時で、スギ花粉、ダニ以外にも気象条件の影響も大きいと思われます。いずれにしてもこの季節に悪化しないよう、その前から吸入などの治療を開始して発作を予防することが大切ですね。

COLUMN

ぜん息と気象

気象条件とぜん息は非常に関係があり、ぜん息特異日というものが知られています。一つは、気温です。前日から、あるいは1日のうちに、10℃以上変わると発作を起こしやすい。秋や冬に、最低気温がたとえば5℃以下に下がると発作が起きやすい。気圧も、10ヘクトパスカル以上変わると発作を起こしやすい、1026ヘクトパスカル以上の晴天の日に起きやすい。台風が来ると悪化するともいわれますが、今のところ、関係ははっきりしていません。

ぜん息と気象の関連は日本だけのことではありません。赤道からの離れ具合（緯度）が同程度の北半球のニューヨーク、ワシントン、フィラデルフィア、シカゴ、東京ではどこでも、10～11月に発作が多く起きるのです。花粉やウイルス性のカゼの影響もあるでしょうが、世界のどこの国でも気象の変化がぜん息の発症と悪化に大きく関連していると思われます。

第2章 ぜん息の診断

病院、専門医を受診すると

私の場合、まず、①お困りの症状をお聞きします。聴診器をあてて深呼吸時の呼吸音その他をしらべます。ぜん息が考えられると、成人では②胸部のエックス線検査、③肺機能検査、④気管支拡張薬吸入（ネブライザー）前後のピークフロー測定を行います。

これでほかの病気がないか、気管支が広がっているか狭いか、わかります。ぜん息だと、同時に重症度がわかります。⑤血液検査を行い、気管支に炎症を起こすアレルゲンを体が持っているか（RAST《ラスト》法）、血液

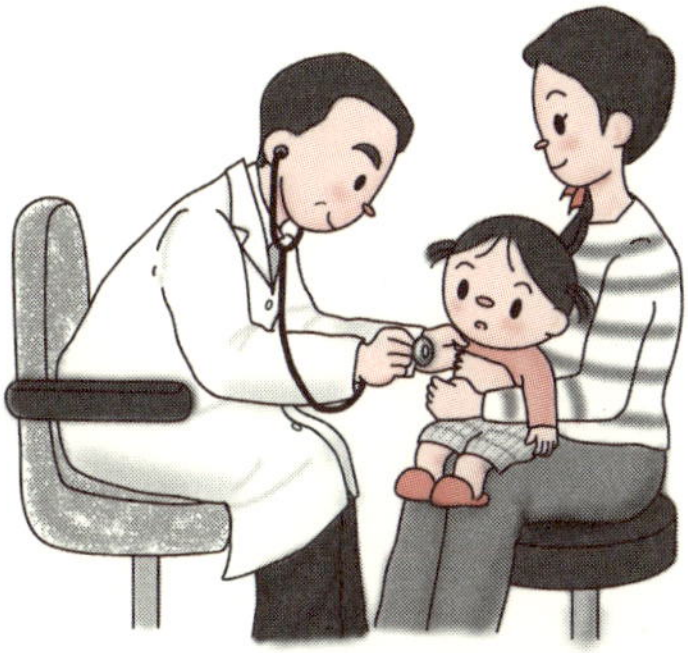

中に、気管支に炎症を起こす好酸球《こうさんきゅう》がふえているか、ほかの異常がないかを調べます。そして、直ちに重症度に基づいた治療を開始します。

アレルゲンを調べる別の方法に、2種類の皮膚テストがあります。安全なのはプリック・テストで、アレルゲンエキスを皮膚に一滴たらして、木綿針を安全にしたもので軽くひっかき、15分後に赤く腫れたり、かゆくなるか判定します。皮内反応はときに発作やショックを起こすことがあり、必ず専門医が行います。⑥痰の中の好酸球をしらべることもあります。

アレルゲンがある場合はアレルギー性のぜん息でもあり、どうすればそのアレルゲンを避けられるか、パンフレットをそえてこまかく生活指導を行います。

なお病院によっては、⑦気道過敏性テストを行うこともあります。また、発作を起こして受診された場合、パルスオキシメーターという小さな機器を指先につけて、体の中の酸素不足の程度を調べます。

自分のぜん息の重症度を知ろう

point!

ぜん息が重症か軽症か、それがあなたの今後に大きく影響します

ぜん息の重症度は、ある期間にどの程度のつよさのぜん息発作が何回起こったか、によって4段階に判定されます。小児では、表1のようになります。

成人ぜん息の重症度の判定は、表2によってなされます。ぜん息患者さんは、自分の重症度を軽症の方に評価しがちです。そのためにも肺機能検査（いわゆる肺活量などの検査）、ピークフロー測定をして下さい。客観的な重症度判定ができます。成人も小児も、重症度によって使う薬の種類と量が違ってきます。

なお成人の場合、血清IgE値が高いほど、ぜん息は重くなる傾向があります（99ページ参照）。

発作型	症状程度ならびに頻度
間欠型	・年に数回、季節性に咳嗽《がいそう》（咳）、軽度喘鳴が出現する ・時に呼吸困難を伴うこともあるが、β_2刺激薬の頓用で短期間で症状は改善し持続しない
軽症持続型	・咳嗽、軽度喘鳴が1回／月以上、1回／週未満 ・時に呼吸困難を伴うが持続は短く、日常生活が障害されることは少ない
中等症持続型	・咳嗽、軽度喘鳴が1回／週以上。毎日は持続しない ・時に中・大発作となり日常生活が障害されることがある
重症持続型1	・咳嗽、軽度喘鳴が毎日持続する ・週に1～2回、中・大発作となり日常生活や睡眠が障害されることがある
重症持続型2	・重症持続型1に相当する治療を行っていても症状が持続する ・しばしば夜間の中・大発作で時間外受診し、入退院を繰り返し、日常生活が制限される

表1　治療前の臨床症状に基づくぜん息重症度の分類（小児）

間欠型
・症状は1週間に1回未満 ・軽いぜん息増悪 ・夜間ぜん息症状は1カ月に2回以上ない 　・FEV_1またはPEFが予測値の80%以上 　・PEFまたはFEV_1の変動が20%未満
軽症持続型
・症状は1週間に1回を超えるが1日に1回未満 ・ぜん息増悪により活動や睡眠に影響を及ぼすことがある ・夜間ぜん息症状は1カ月に2回を超える 　・FEV_1またはPEFが予測値の80%以上 　・PEFまたはFEV_1の変動が20～30%
中等症持続型
・症状が毎日みられる ・ぜん息増悪により活動や睡眠に影響を及ぼすことがある ・夜間ぜん息症状は少なくとも1週間に1回 ・短時間作用性吸入β_2刺激薬を毎日使用 　・FEV_1またはPEFが予測値の60～80% 　・PEFまたはFEV_1の変動が30%を超える
重症持続型
・症状が毎日みられる ・ぜん息増悪が頻繁に起きる ・夜間ぜん息症状が頻繁に起きる ・身体活動の制限 　・FEV_1またはPEFが予測値の60%以下 　・PEFまたはFEV_1の変動が30%を超える

表2　治療前の臨床症状に基づくぜん息重症度の分類（成人）

（FEV_1：1秒量、PEF：ピークフローのこと）

第3章 ピークフローが治療のカギだ

ピークフローって何？

point!

気管支の広がり具合を知る数値です

ピークフローとは、精いっぱい吸い込んだ空気を思いっきり速く吐き出す時の空気の速度です。気管支が太く広がっている時には速くなり、細くなっている時には遅くなります。この速度を測るメーターがピークフローメーターです。このメーターに思いっきり速く息を吹き込むと、気管支の太さ（広がり具合）がわかります（図3）。

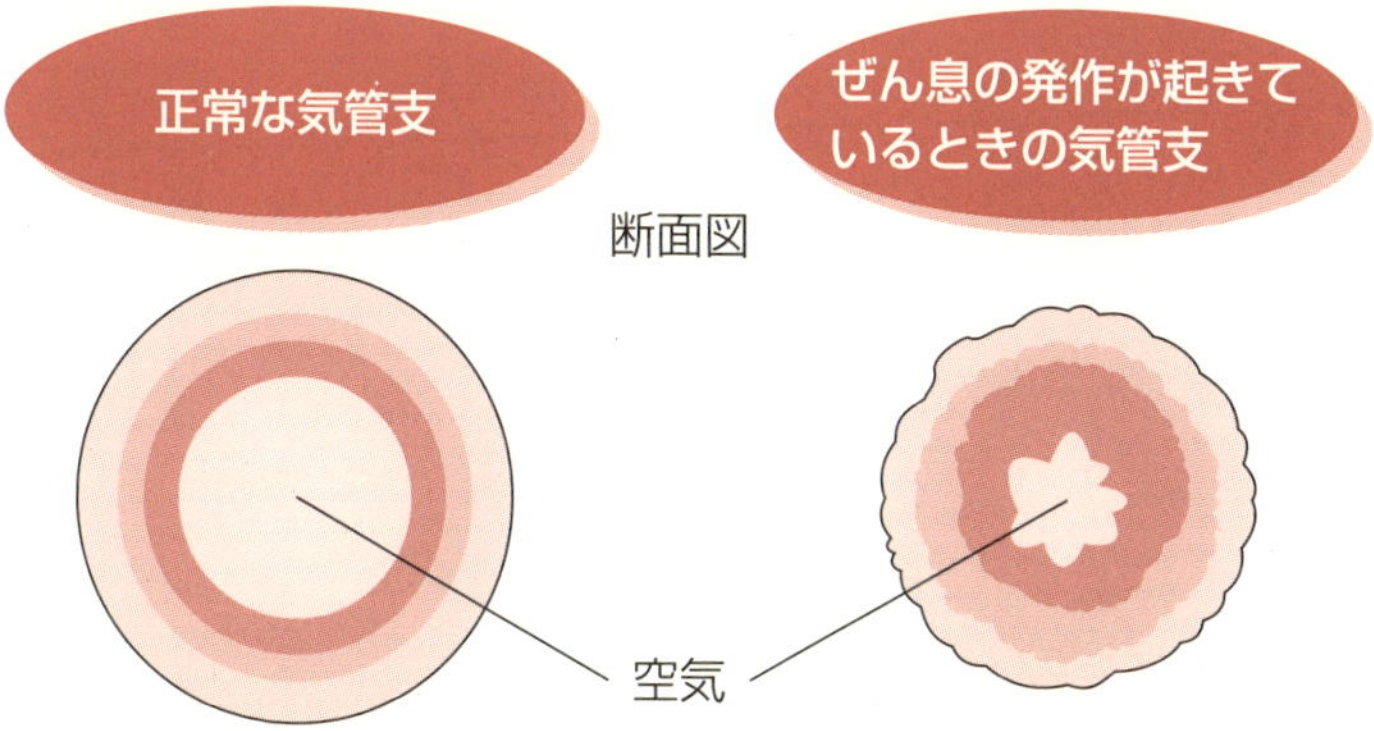

空気の通りが良いため、ピークフローの数値は高くなります。

空気の通りが悪いため、ピークフローの数値は低くなります。

図3　気道の断面図

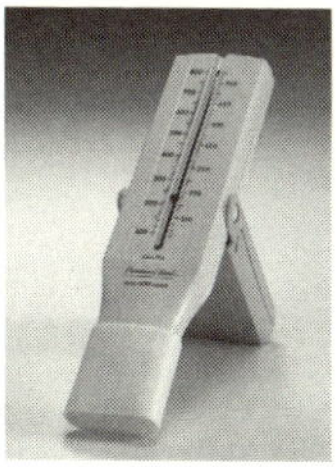

パーソナルベスト

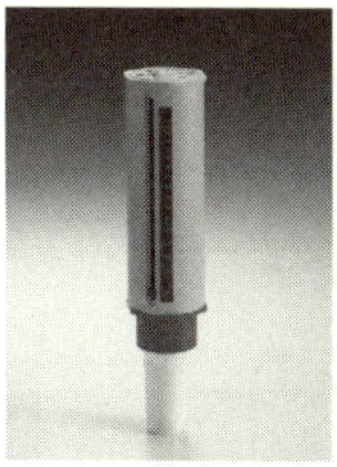

ミニライト

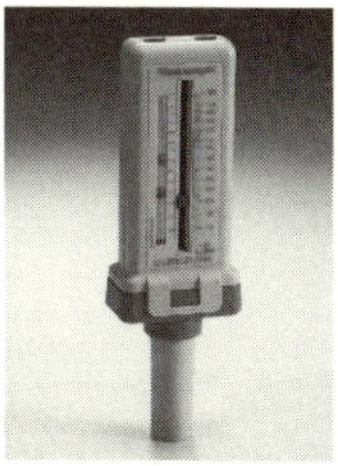

バイタログラフ

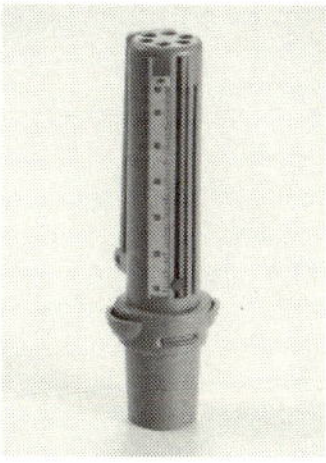

エアゾーン

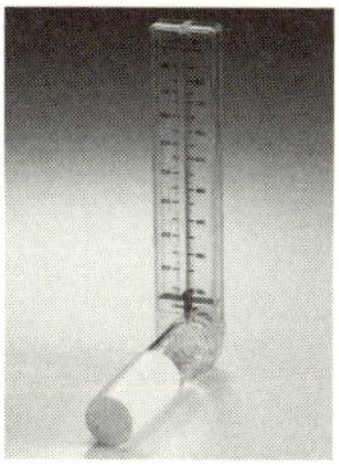

アセス

たとえばあなたのぜん息の具合がとてもよい日が続いている時、あなたのピークフローの最高値が400ℓ/分であったとしましょう。しかしある日ぜん息症状が出て、測定したピークフロー値が200ℓ/分しかなかった時、あなたの気管支の広がり具合はよい時の50%（半分）にまで狭くなっていることがわかるのです。気管支拡張薬を吸入して320ℓ/分にもどったなら、具合がよい時の80%にまで気管支が広がったことが、自宅にいてもすぐわかるわけです。

あなたの気管支の広がり具合がよいか基準にする値には、①ぜん息の症状がなくて、体調がいい時の一番よいピークフロー値（自己最良値と呼びます）と、私たちが作成した②日本人のピークフロー標準値（6歳～85歳）

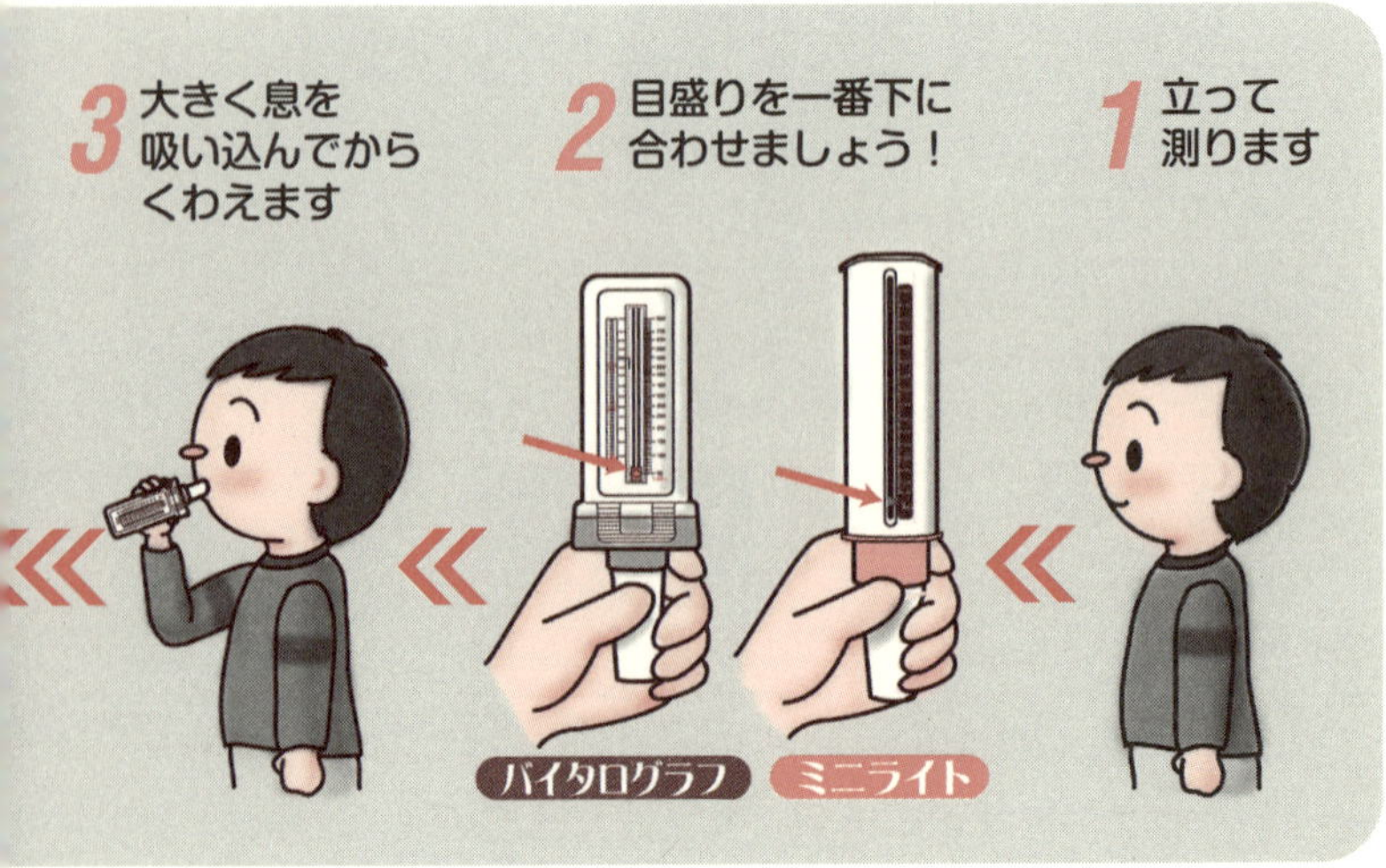

1 立って測ります
2 目盛りを一番下に合わせましょう！
3 大きく息を吸い込んでからくわえます
ミニライト
バイタログラフ

とがあります（巻末参照）。そのいずれかの80％以上を保っていれば、あなたの気管支はよく広がっている状態です。

ピークフローの測り方

1．立って測ります。（図4）
立って測りますが、できないときは、すわったままでもかまいません。いつも同じ姿勢で測ります。

2．目盛りを一番下にあわせます。
目盛りが一番下の位置になっていることを、かならず確かめましょう。

3．大きく息を吸い込んで、マウスピースをくわえます。
これ以上は吸い込めないところまで息を

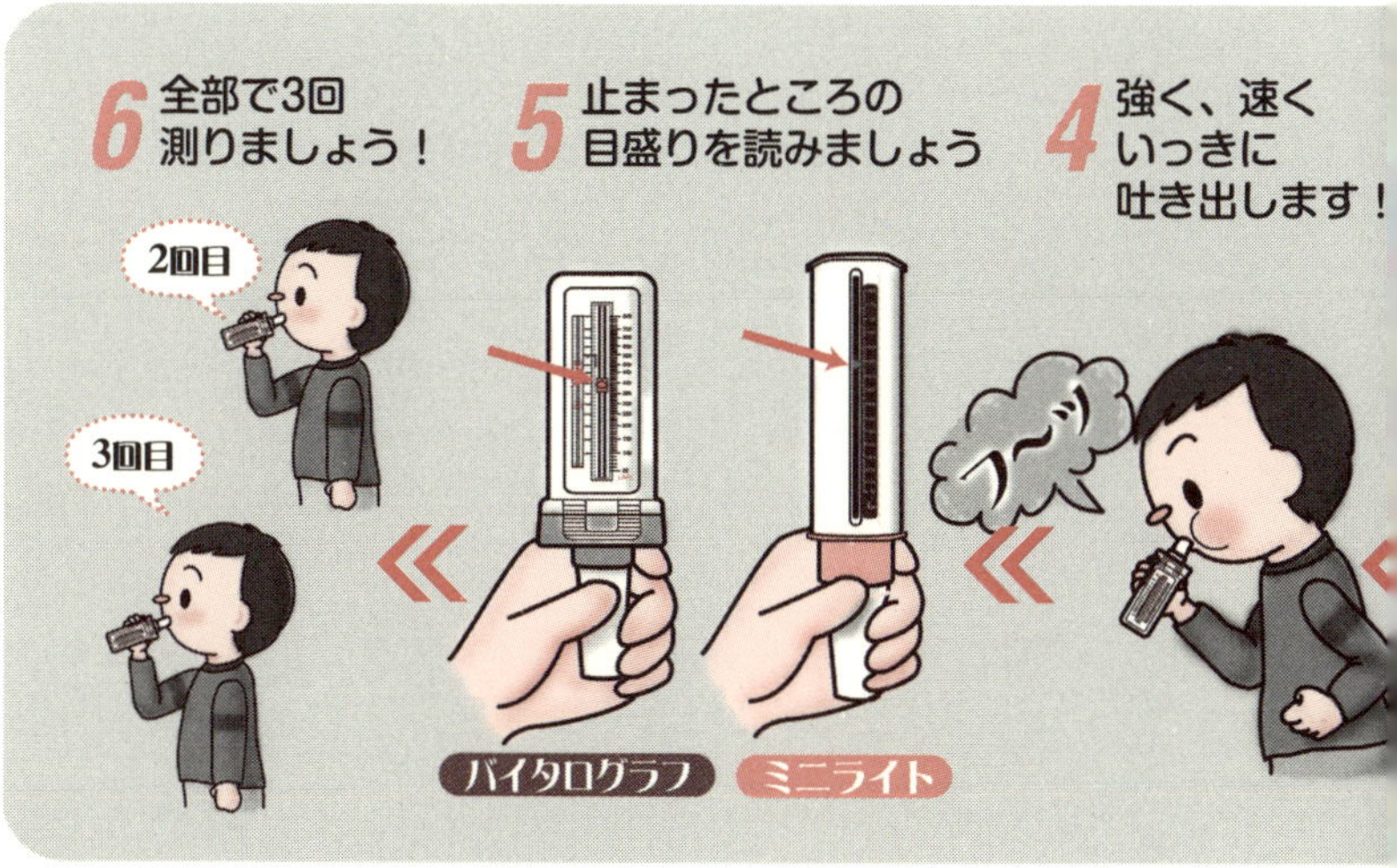

4 強く、速くいっきに吐き出します！
フーッ
5 止まったところの目盛りを読みましょう
ミニライト
バイタログラフ
6 全部で3回測りましょう！
2回目
3回目

図4　ピークフローの測り方

吸い込んで、空気が横からもれないようにマウスピースを唇でしっかりとくわえます。

4. いっきに息を吐き出します。
できるだけ強く、速く吐き出すことが大事です。たった1秒間でいいのです。

5. 止まったところの目盛りを読みます。
目盛りを読むときは針にふれないように注意しましょう。5ℓ／分単位で読みましょう。

6. 同じようにして3回測ります。
全部で3回測って、一番高い数値をえらびます。測り終わったらすぐにぜん息日記（ピークフロー日記）に数値を書いておきましょう。またマウスピースは測った後、水で洗っておきましょう。

ピークフローは2、3週間でほぼ一定になる

大人の患者さんが、吸入ステロイド薬を中心にした治療を開始した場合、数日で具合が良くなりますが、2～3週目でさらに良くなります（図5）。

治療がうまくいっていれば、いつもピークフローは自己最良値の80％以上あります（グリーンゾーン）。よい日が3～4カ月以上続けば主治医と相談して少しずつ薬を減らしていくことができます。

信号と同じく3色でぜん息を管理する

今のピークフローが自己最良値のどれくらいかによってぜん息がよいか悪いかわかります。ピークフローを緑、黄、赤の3色に分けて考えると、ぜん息が重いか軽いか、今のあなたやお子さんの呼吸が安全か危険か知ることができるのです。とりあえず自宅で何をすればよいか、わかります（図6）。

大人の場合

今のピークフロー値が、自己最良値の、

①100～80％の間にある（グリーンゾーン）

安全で、とてもよい状態です。もしゼイゼイすることがあれば指示のある吸入薬などを使いましょう。

②80～50％の間にある（イエローゾーン）

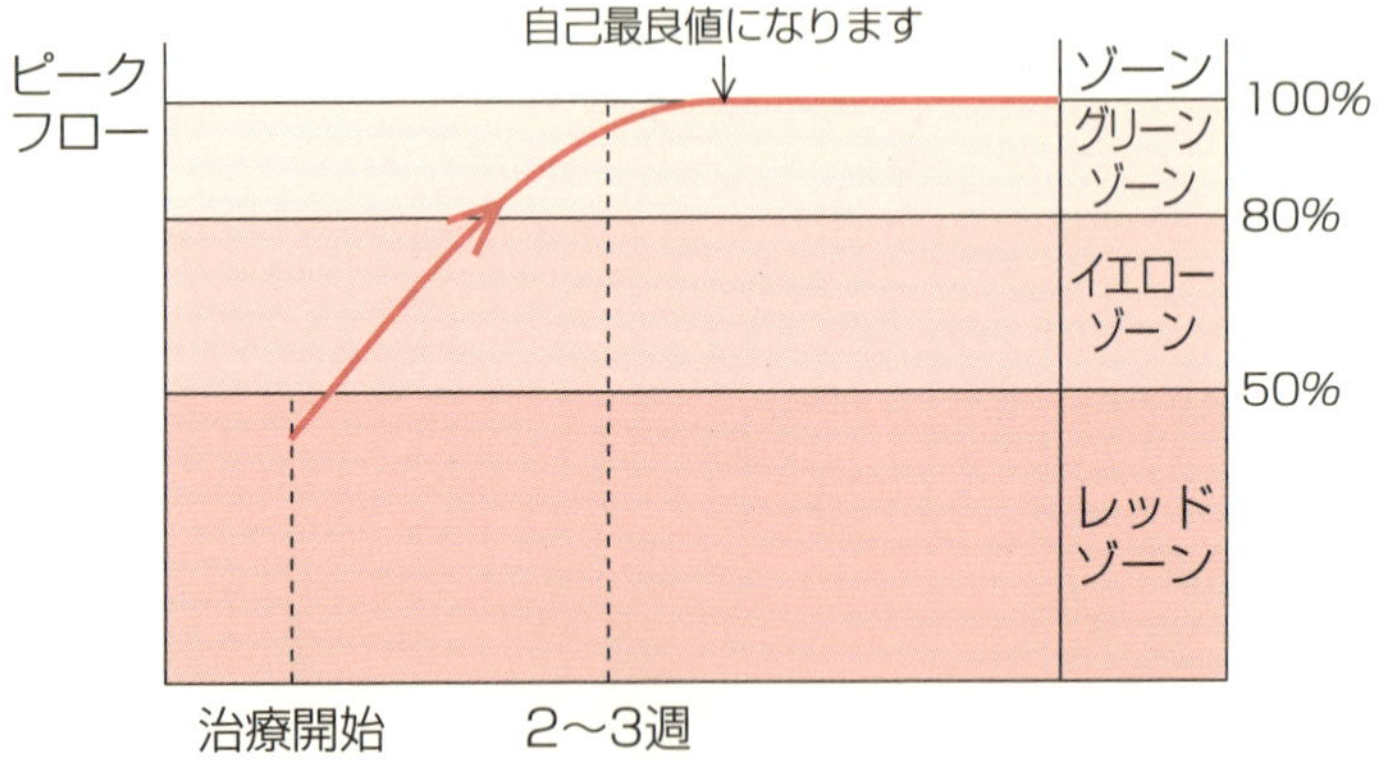

図5　気管支の広がり具合をピークフローで確認します

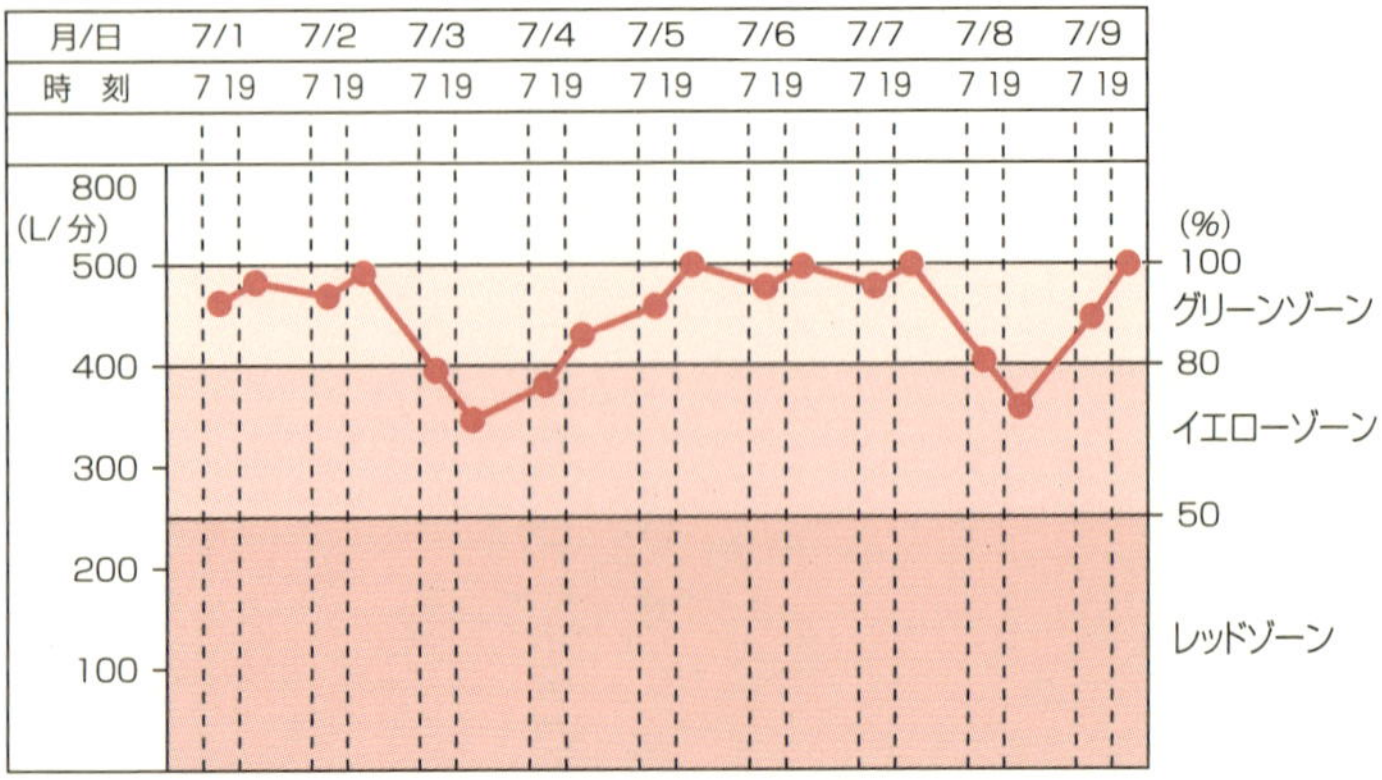

図6　ぜん息が悪いときのピークフロー値(成人)の変化

要注意です。ぜん息症状があります。気管支を広げる吸入薬や指示されている内服薬を使いましょう。

③50％未満である（レッドゾーン）

要警戒です。安静にしていてもぜん息症状がみられます。気管支を広げる薬や指示されている内服薬を使いましょう。よくならなければ病院を受診しましょう。

子どもの場合

ピークフローメーターはほぼ小学生以上でないとじょうずに吹けません。吹ける場合、ピークフローが自己最良値の60％を下回る時は病院・医院を受診することを考えましょう。

子どもは、乳児、幼児、学童と年齢によって家庭での治療や対応が違ってきます。日頃主治医の小児科の先生からどうすればよいか、よく聞いておきましょう。

具合がよくなったら

ぜん息症状がある期間だけピークフローを測れば十分です。すべての患者さんが、いつまでも毎日吹き続ける必要はないのです。でも疲労やカゼなどの刺激でまた悪化した場合は、グリーンゾーンにもどるまでピークフロー測定を再開して下さい。

Point!

吸入ステロイド薬とピークフロー測定は治療と管理のカギだ

当院では、受診された時に必ずピークフローを測定しています。治療がうまくいっているかどうか、すぐにわかります。

COLUMN

ピークフローとピークフローメーターは万能？

いいえ、万能ではありません。気道は気管、気管支、細気管支、…、肺胞と、太い部分から次第に細い気管支に枝分かれしていきます。ピークフローの値は、この太い気管支の広がり具合だけを教えてくれるのです。でもぜん息は太い気管支も細い気管支も炎症その他で狭くなります。

中くらいの太さの気管支、もっと細い気管支の広がり具合を知るには肺機能検査が必要です。でも小さくて軽く、自宅でも簡単におよその気管支の広がり具合をしらべられるピークフローメーターの普及は、世界中のぜん息患者さんの治療と管理に絶大な力を発揮しているのです。

一方、ピークフローメーターは、市販されている機種によって同じ人が吹いても数値がかなり違うという問題点があります。そこで私たちは成人で4機種、小児では3機種のピークフローメーターを用いて日本人小児と成人のピークフロー標準値を作ったのです。本の最後に用意してありますので、使用する機種の数値をお確かめ下さい。

ピークフローメーターは専門の病院・医院、医療器具店で1本3000円前後で購入できます。

第4章

吸入ステロイド薬がぜん息治療を大きく変えた

治療方針は単純明快

図7をご覧下さい。

①ぜん息の原因は気道の炎症なのですから、

②この炎症をしずめる薬で治療します。

Ⓐもっとも効果がある抗炎症薬が吸入ステロイド薬で、次がⒷ抗ロイコトリエン薬、その次がⒸテオフィリン薬の順になります。しかし、

③この薬の使い方が適切かどうか、判断する客観的な数値が必要です。それがピークフローの値なのです。5、6歳以上であればピークフローメーターで簡単に気管支の広がり具合が測定できます。

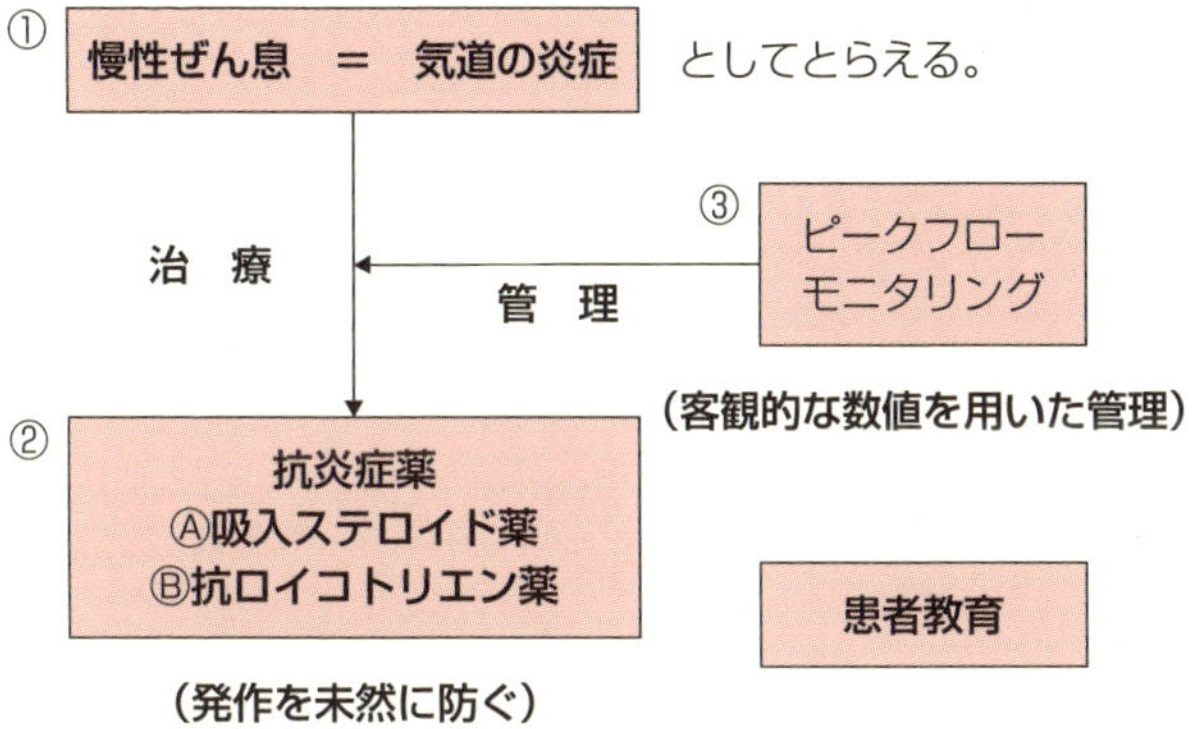
①
慢性ぜん息　＝　気道の炎症
としてとらえる。
治　療
③
ピークフロー
モニタリング
管　理
（客観的な数値を用いた管理）
②
抗炎症薬
Ⓐ吸入ステロイド薬
Ⓑ抗ロイコトリエン薬
（発作を未然に防ぐ）
患者教育

図7　慢性ぜん息の治療方針

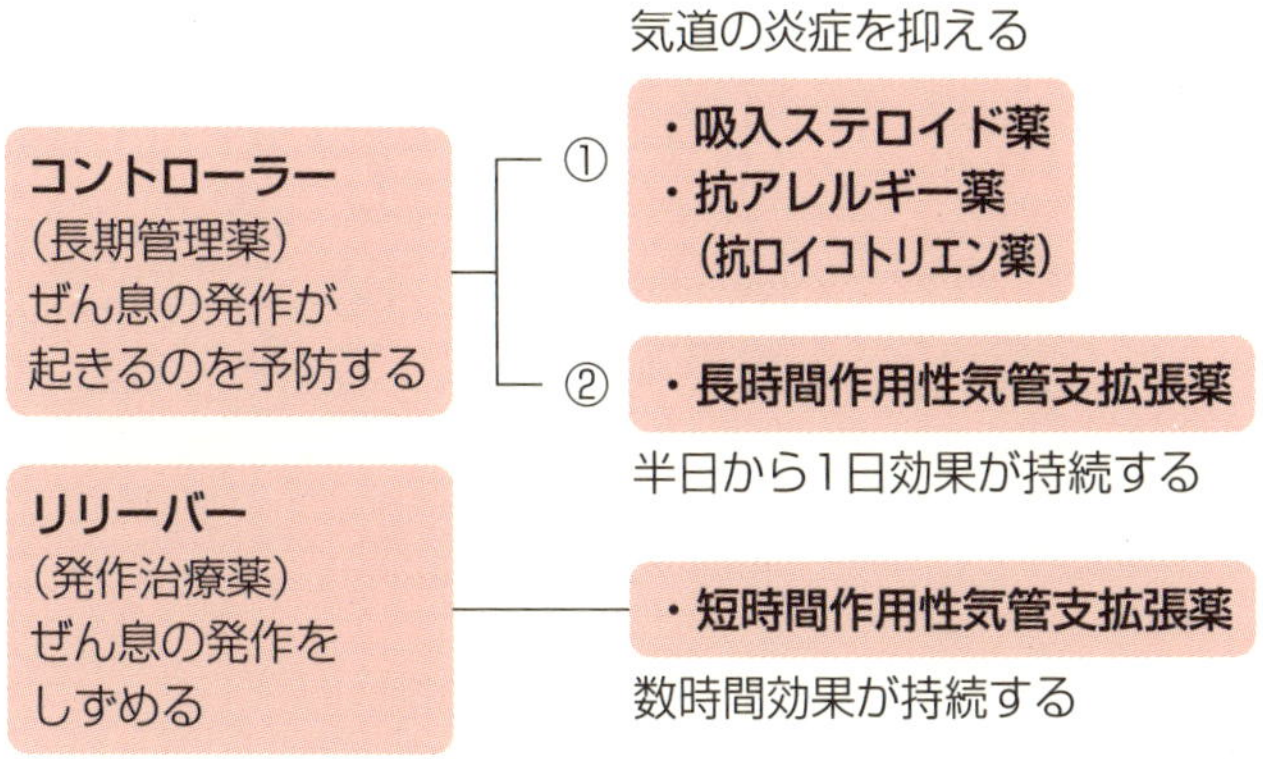
気道の炎症を抑える
コントローラー
（長期管理薬）
ぜん息の発作が
起きるのを予防する
①
・吸入ステロイド薬
・抗アレルギー薬
（抗ロイコトリエン薬）
②
・長時間作用性気管支拡張薬
半日から1日効果が持続する
リリーバー
（発作治療薬）
ぜん息の発作を
しずめる
・短時間作用性気管支拡張薬
数時間効果が持続する

表3　ぜん息治療薬の種類

Point!

コントローラー（長期管理薬）とリリーバー（発作治療薬）がある

ぜん息の薬には、2種類があります（表3）。①コントローラー（ぜん息の症状が表れるのを予防する）と②リリーバー（ぜん息の発作をしずめる薬）です。治療の中心になるコントローラーは、さらに抗炎症薬と、効果が長時間持続する気管支拡張薬に分けられます。ぜん息治療に用いられる主な薬品名を、表にしました（表4）。①は症状がなくなってからも目標の状態に達するまで毎日使用するものです。内服のステロイド薬（「プレドニゾロン」「デカドロン」など）は、重症者ではコントローラーとしてできるだけ少量を隔日に、軽、中等症、重症の患者さんの発作にはリリーバーとして短い日数使います。

数カ月①+②で治療してよくなると、②はしだいにいらなくなります。数カ月単位で

1．コントローラー（長期管理薬）		
①気道の炎症を抑える薬（抗炎症薬）	吸入ステロイド薬	フルタイド（ディスカス、ロタディスク、エアー）、アドエア（フルタイドとセレベントの合剤）、パルミコート（乳幼児用吸入液もある）、キュバール、オルベスコ
	抗ロイコトリエン薬	オノン（ドライシロップもある）、キプレス、シングレア（ともに小児用チュアブル、細粒もある）、アコレート
	その他の抗アレルギー薬	インタール、アゼプチンなど
	徐放性テオフィリン薬	テオドール、ユニフィル、テオロングなど
②長時間効く気管支拡張薬（β_2刺激薬）	吸入薬	セレベント
	貼布薬（貼り薬）	ホクナリンテープ（吸入や内服ができない幼児から高齢者までのすべてに有用）
	内服薬	メプチン、スピロペント、ホクナリンなど

2．リリーバー（発作治療薬）		
①ステロイド薬	内服、注射	プレドニゾロン、デカドロン、リンデロン、ソルコーテフなど
②短時間効く気管支拡張薬（β_2刺激薬）	吸入	サルタノール、メプチンエアー、アイロミールなど
	注射	ボスミン（小児には原則用いない）
③テオフィリン薬	注射	ネオフィリン（血中濃度管理が必要）
	坐薬	アルビナなど（小児科専門医による慎重投与が必要）
④吸入抗コリン薬	吸入	アトロベント、テルシガンなど（肺気腫を合併した高齢者のぜん息に。小児には用いない）

表4　代表的なぜん息治療薬

患者さんの治り具合を症状とピークフロー、ぜん息日記などで評価し、少しずつ①も減らすことができます。

吸入ステロイド薬でぜん息死ゼロへ

少なくともぜん息になってから2年以内に吸入ステロイド薬による治療を開始することが、その後のぜん息の治り方に大変よいことが世界的に知られています。小児でも、症状によって直ちにこの治療を開始します。吸入ステロイド薬をぜん息の発症早期から用い、長期的によい改善方法を図る治療法を早期治療介入（アーリー・インターベンション）といいます。ぜん息重症化の予防、ほかの薬剤が少なくてすむ、治療費が安くなる、ご本人の生活の質が改善する、何よりもぜん息死が減少することなど、すぐれた効果が認められています。

図8は、国内での吸入ステロイド薬使用量（販売額）が増加するにともなって、ぜん息死（ほとんどが急性発作による窒息死）する患者さんの数が著明に減少していることを示しています。2006年の集計では、我が国のぜん息死数はついに年間2778名にまで減少しているのです。早期にぜん息と診断し、早期に（できれば半年以内）吸入

ステロイド薬を中心とした治療を開始するべきだということがおわかり頂けると思います。死亡しないまでも、意識不明になり人工呼吸器で救命されたり、長期入院したり、学校・職場を休まなければならなかった人たちがどれほどこのグラフの裏にかくれていることか、想像なさって下さい。ぜん息治療は、起きた発作をおさめる時代から、発作を起こさなくする、予防する時代に、とうに入っているのです。

図9は世界各国のぜん息死の割合を示します。世界保健機構（WHO）や米国立衛生研究所（NIH）などで作る専門家グループGINAの調査で、5～34歳のぜん息患者10万人あたりの年間死者は、日本は8・7人です。中国（36・7人）、ロシア（28・6人）に比べると低いのですが、米国（5・2人）、韓国（4・9人）、カナダ（1・6人）などより多いことがわかります（2005年7月、新潟日報記事）。

吸入ステロイド薬って安全なの？

吸入薬が内服や注射のステロイド薬にくらべて安全な理由を示します（表5）。肝臓は、血液によって運ばれてきた薬を分解する臓器です。内服薬は消化管で吸収されるとすぐ肝臓に到達しこわされるので、肝臓ですぐには分解されない工夫をしてあります。

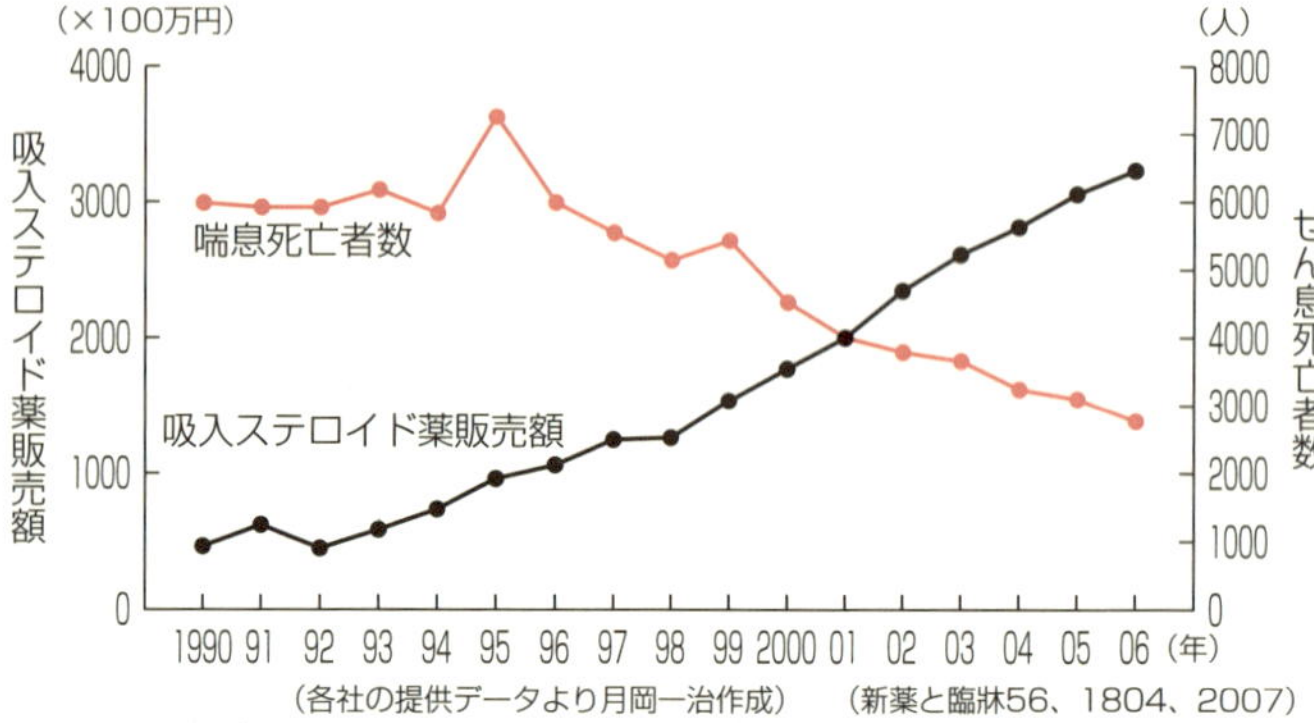

図8　日本における吸入ステロイド薬の販売額増加とぜん息死の減少

吸入ステロイド薬はぜん息死を減らしました

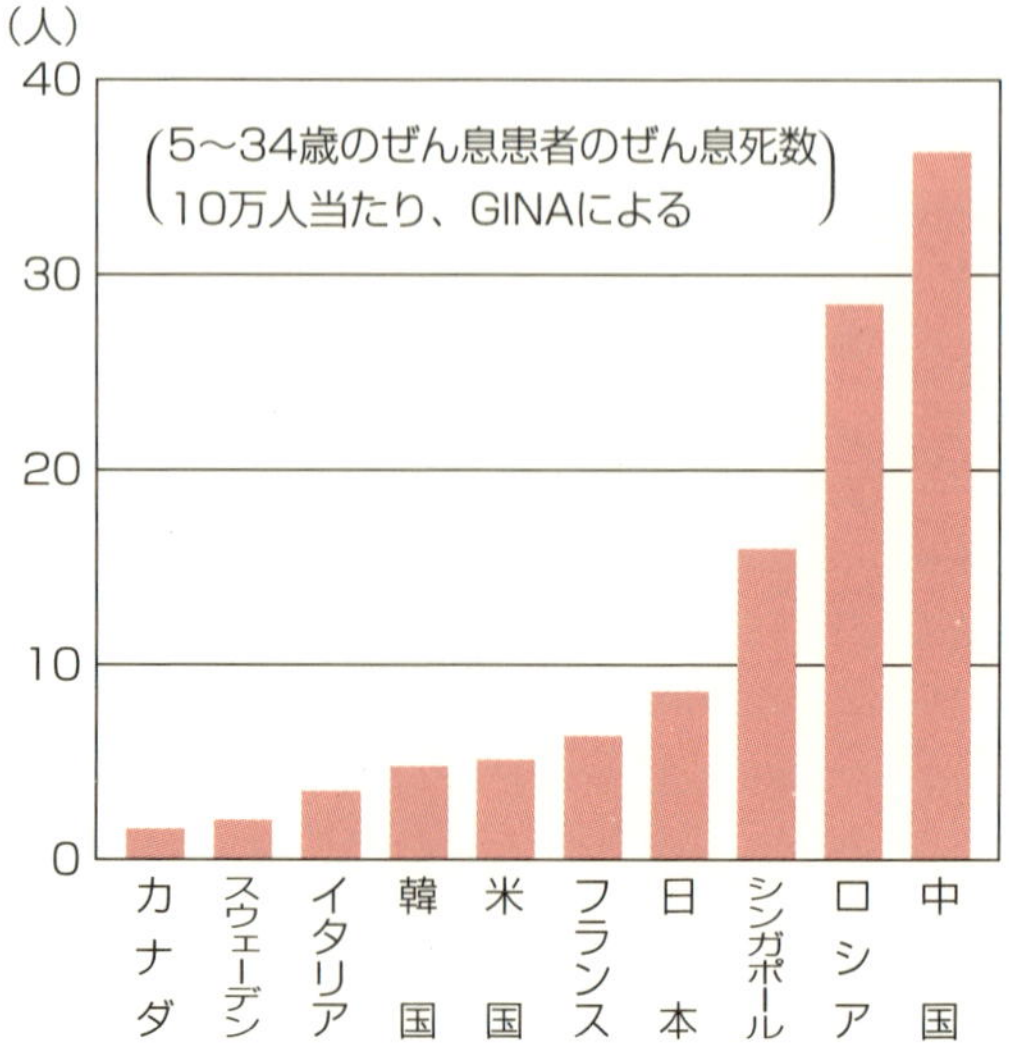

図9　各国のぜん息死

日本はまだぜん息死が多い

吸入ステロイド薬の特徴と安全性
①吸入ステロイド薬の量は、内服薬などに比べてとても少ない ②大半は肺から吸収され、気管支の炎症をよく抑える （一部はのみ込まれ、胃に入る） ③肺と胃から血液の流れに乗って全身をめぐるが、最初に肝臓にたどりつくとすぐに分解され、ステロイド薬でなくなる ④吸入ステロイド薬は肺（気管支）にしか効かないが、その分全身への副作用がとても少ない

表5　吸入ステロイドが安全なわけ

その結果何時間も全身を回り、全身にステロイド薬の効果を発揮しますが、多い量を長くのみ続けるとさまざまな副作用も出てきます。ところが吸入薬は、吸入した肺の粘膜や、一部をのみ込んだ胃の粘膜から吸収されたあと、血液によって肝臓に運ばれるとすぐに分解されてしまうように、逆の工夫がなされているのです。でも気管支の炎症は十分に抑えます。

しかも吸入薬は内服薬の10分の1以下の量なので、さらに副作用が出にくいのです。たとえば吸入薬のフルタイドを1日500マイクログラム（0・5㎎）吸入することは、内服ステロイド薬のプレドニゾロン1錠（5㎎）のわずか10分の1錠をのむ量にすぎません。しかしぜん息治療効果はプレドニゾロン2錠分（10㎎）ほどもあるのです。吸入薬はそのほとんどが、肺にいくからです。

個人差はありますが、成人がこの吸入量を長年使っても、全身の副作用はほとんどありません。さらに少量の吸入薬が、妊婦さんや子どもにも安全な理由が、おわかりいただけましたか？

とりわけパルミコートは、乳汁中にほとんど現れませんので、授乳婦さんと乳児への影響がありません。授乳婦さんにはパルミコートをおすすめします。

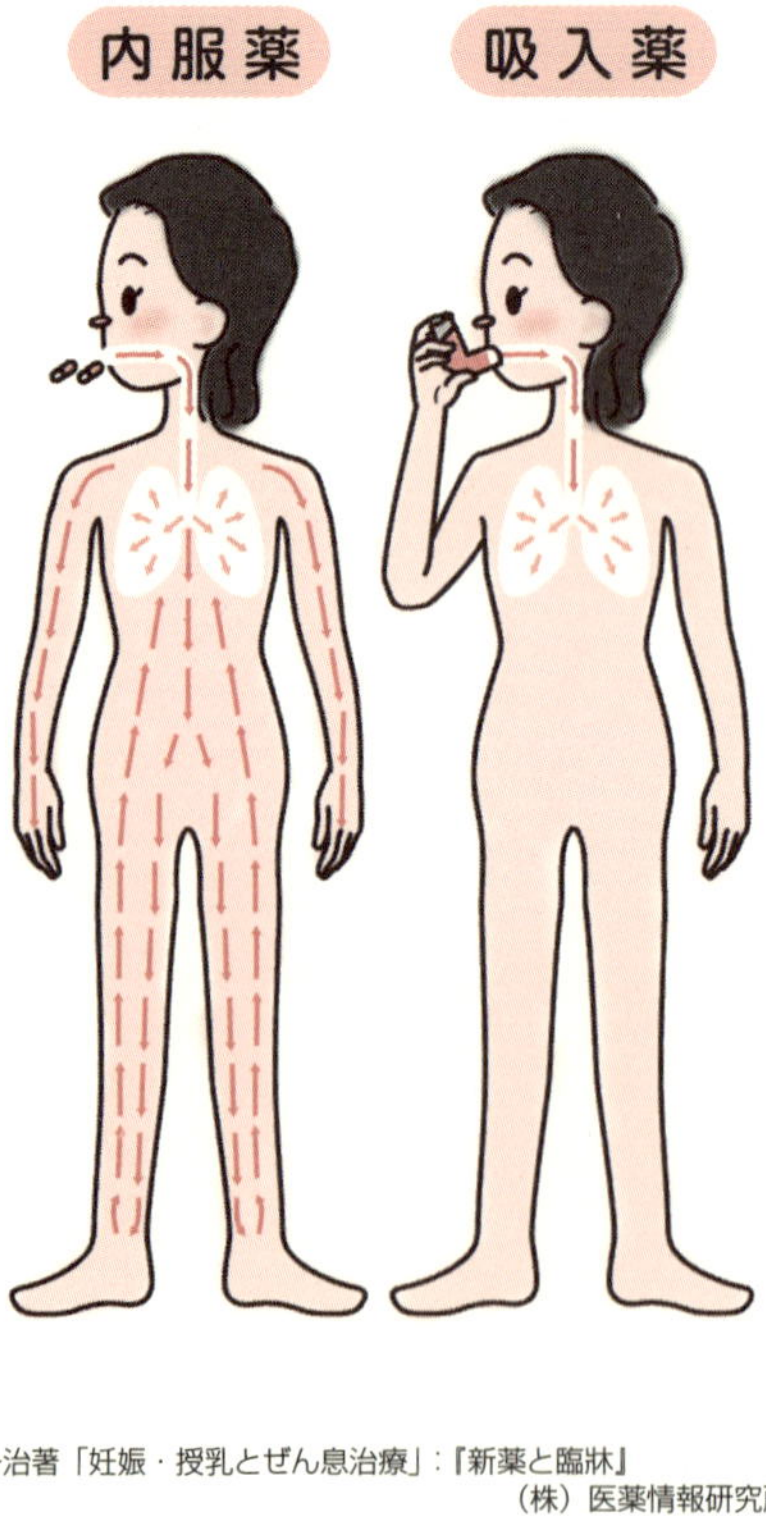
肺（気管支）にだけ届く
全身に作用し、一部分が肺に作用する

（月岡一治著「妊娠・授乳とぜん息治療」：『新薬と臨牀』
（株）医薬情報研究所より）

吸入ステロイド薬の種類と特徴

エアゾール式とドライパウダー式があります。エアゾール式は、小さなボンベの底を指で押して噴霧された薬を、吸い込むタイミングがむつかしいものです。そのため吸入補助器具（無料）の使用をおすすめします。一方ドライパウダー式の薬は、唇でくわえた器具の先から、胸の中に一定の速さで深く吸い込む必要があります。御高齢の方や小児では、これがうまくできません。ともに吸入後の4、5秒間の息ごらえが必要であり、医師、薬剤師から十分吸入指導を受けて下さい。小児と高齢者には吸入補助器具を使ったエアゾール式をおすすめします。

吸入ステロイド薬の種類と特徴を表6にまとめました。

<table>
<tr><th>薬剤</th><th>エアゾール式</th><th>ドライパウダー式</th></tr>
<tr><td>①ベクロメタゾン</td><td>キュバール</td><td>なし</td></tr>
<tr><td colspan="3">1972年、イギリスで世界で初めて開発された吸入ステロイド薬。ベコタイド、アルデシンを経て、今はキュバールに。世界中の使用経験が豊富で、安全性が高い、キュバールは細い気管支にも吸入されて到達し、治療効果がすぐれている。1日2回、吸入。</td></tr>
<tr><td>②ブデソニド</td><td>パルミコート吸入液
(電動式ネブライザー)</td><td>パルミコートタービュヘイラー</td></tr>
<tr><td colspan="3">1988年スウェーデンなどから使用開始。作用時間が長く保たれるよう工夫されている。フルタイドと同等の抗炎症効果を持つ。吸入方法が簡単である。吸入ステロイド薬の中で最も値段が安い。のどの刺激が少ない。妊婦を含め安全性について最も多くの検討がなされており、信頼性が高い。1日2回(吸入液は1日1、2回)、吸入。乳幼児ぜん息に、初めて吸入液が用意され効果をあげている。</td></tr>
<tr><td>③フルチカゾン</td><td>フルタイドエアー</td><td>フルタイドロタディスク
フルタイドディスカス
アドエアディスカス</td></tr>
<tr><td colspan="3">1993年に英国で使用が始まった吸入ステロイド薬。初期のベクロメタゾンの約2倍の抗炎症効果があり、他剤より少ない容量で効果が表れる。世界中で広く使用されている。ディスカスは吸入方法が簡単である。現在は長時間気管支拡張効果があるβ_2刺激薬・セレベントとの合剤(フルタイド+セレベント)・アドエアディスカスも発売され、治療しやすくなっている。1日2回、吸入。</td></tr>
<tr><td>④シクレソニド</td><td>オルベスコ</td><td>なし</td></tr>
<tr><td colspan="3">2005年に欧州で使用開始。フルチカゾンと同等の効果を持つ。吸入された肺で薬の効果が発揮されるため、口、のどへの刺激が少ない。成人には1日1回の吸入で症状コントロールが可能になった。1ミクロンの微粒子のため細い気管支にも薬が届く。</td></tr>
<tr><td>⑤フルチカゾンとサルメテロールの配合剤</td><td>なし</td><td>アドエアディスカス</td></tr>
<tr><td colspan="3">1998年にスウェーデンで発売されたフルタイドと長時間気管支拡張効果があるβ_2刺激薬・セレベントの配合剤。国内では2007年に使用が始まり、治療が簡単になった。1日2回吸入。</td></tr>
</table>

表6　吸入ステロイド薬の種類と特徴

副作用は？

ただ、吸入直後にうがいをしないと口の中にカンジダという白いカビがついたり、声がれ、口内炎、味覚異常などが特に成人・高齢者でみられることがあります。声がれやのどの刺激感はドライパウダー式の薬で約2割の方にみられ、エアゾール式の薬にするとその3分の1に減ります。でも幸いなことに、最近、軽症や中等症のぜん息患者さんには1日1回の吸入でも効果があり、これらの副作用をさらに少なくしたと期待される吸入ステロイド薬が現れました（「オルベスコ」）。

結局どの吸入ステロイド薬がいいの？

皆さんが、一番知りたいことでしょう。結論は、「御自分が吸入しやすく、声がれ、のどの違和感などの副作用を感じず、そして薬価が安いものをお使い下さい」に尽きます。理由を申し上げます。現在使われている4種の吸入ステロイド薬（「キュバール」「パルミコートタービュヘイラー」「フルタイド」「オルベスコ」）の効果の比較は、薬剤自体が持つ抗炎症効果（気道の炎症を抑える力）と薬剤の粒子の大きさ（小さいほどよい）、吸入器具の性能によってどの程度肺内に届けられるのか（肺到達率）の合計点によって決まるからです。どんなによい薬でも、炎症がある肺の中に届かなければ、効きませんものね？　各社はこの三つの点で開発と工夫を競争してきたのです。そして現時点では、同じ量を吸入した場合、４種の吸入ステロイド薬に明らかな差はございません。ですから最初の結論となったのです。

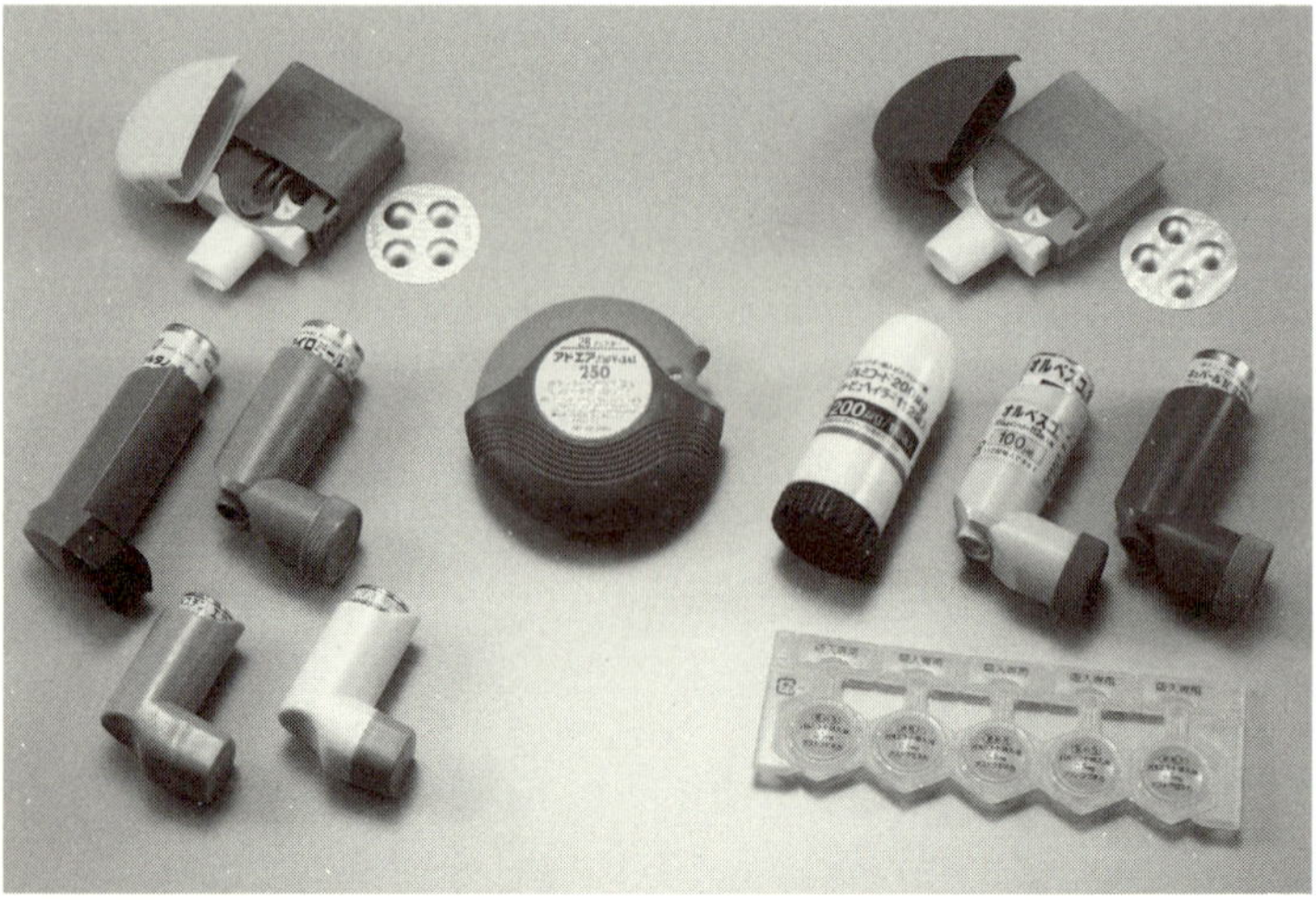

さまざまな種類の吸入ステロイド薬（右半分）と
吸入 β_2 刺激薬（左半分）がある

第5章 頼りになる抗ロイコトリエン薬

これまで、気道の炎症を起こす「炎症細胞」について、説明しませんでした。実は私たちの血液、体の中には炎症反応を引き起こす細胞が幾つも、つまり好酸球、好塩基球、好中球、肥満細胞、マクロファージ、Tリンパ球などがあって（わあー、むずかしい…）、「炎症細胞」と総称されています。これらの細胞から放出され、実際に気道に炎症を起こす化学伝達物質の中にロイコトリエンがあるのです。アレルゲンが見つかるぜん息（アトピー型ぜん息）、見つからないぜん息（非アトピー型ぜん息）の両方にさまざまな強さのぜん息発作を起こします。このロイコトリエンの作用を抑え込む薬が抗ロイコトリエン薬です。

抗ロイコトリエン薬のぜん息治療効果は、一般的に吸入ステロイド薬より少し弱いものです。でもぜん息治療にはなくてはならないものなのです。なぜ？　それはロイコトリエン（正確にはシスティニル・ロイコトリエン・1）の炎症細胞からの放出は、ステロイド薬によっても阻止されないからです。つまり、ぜん息の炎症にはステロイド薬によって抑えられる炎症経路と、抗ロイコトリエン薬によって初めて抑えられる炎症経路の二つがあるからです。そこで中等症、重症のぜん息患者さんには、吸入ステロイド薬とロイコトリエン薬の両方を使っていただくのです。

「オノン」は世界に先駆けて日本で開発された抗ロイコトリエン薬で、今世界中で使われています。1日2回の内服です。その後「アコレート」(1日2回内服)が、そして1日1回の服用ですむ「キプレス」「シングレア」が登場し、その小児用細粒も用意され、すぐれた効果を発揮しています。

アスピリンなどの解熱鎮痛剤が体内に入るとロイコトリエンを体内に過剰に作ってしまうぜん息(アスピリンぜん息)の人には、抗ロイコトリエン薬が大変に効果がある理由も、これでわかっていただけましたね(第2章)? むくみ(炎症)をとりますから、鼻の粘膜がむくむアレルギー性鼻炎にも有効なことも、おわかりいただけたと思います。最近では「オノン」「シングレア」「キプレス」はアレルギー性鼻炎の治療薬としても認可され、多数の方に使われています。

図10は、抗ロイコトリエン薬の販売量の増加とぜん息死の減少を示したものです。吸入ステロイド薬とともに、年々使用量が増加しており、吸入ステロイド薬とともにぜん

息死の減少にこの薬が大きく貢献していることがわかります。

副作用は、「オノン」は便がやわらかくなったり、ときに下痢が、「キプレス」「シングレア」にはときに頭痛、味覚異常などがありますが、長く使っても大変に安全な薬です。

小児ぜん息の場合、まず抗ロイコトリエン薬を適切に使って、それでも改善が見られなければ吸入ステロイド薬を少量から使用することになりましょう。それほど抗ロイコトリエン薬は大事な薬です。

抗アレルギー薬

ロイコトリエン以外にも気道に炎症を起

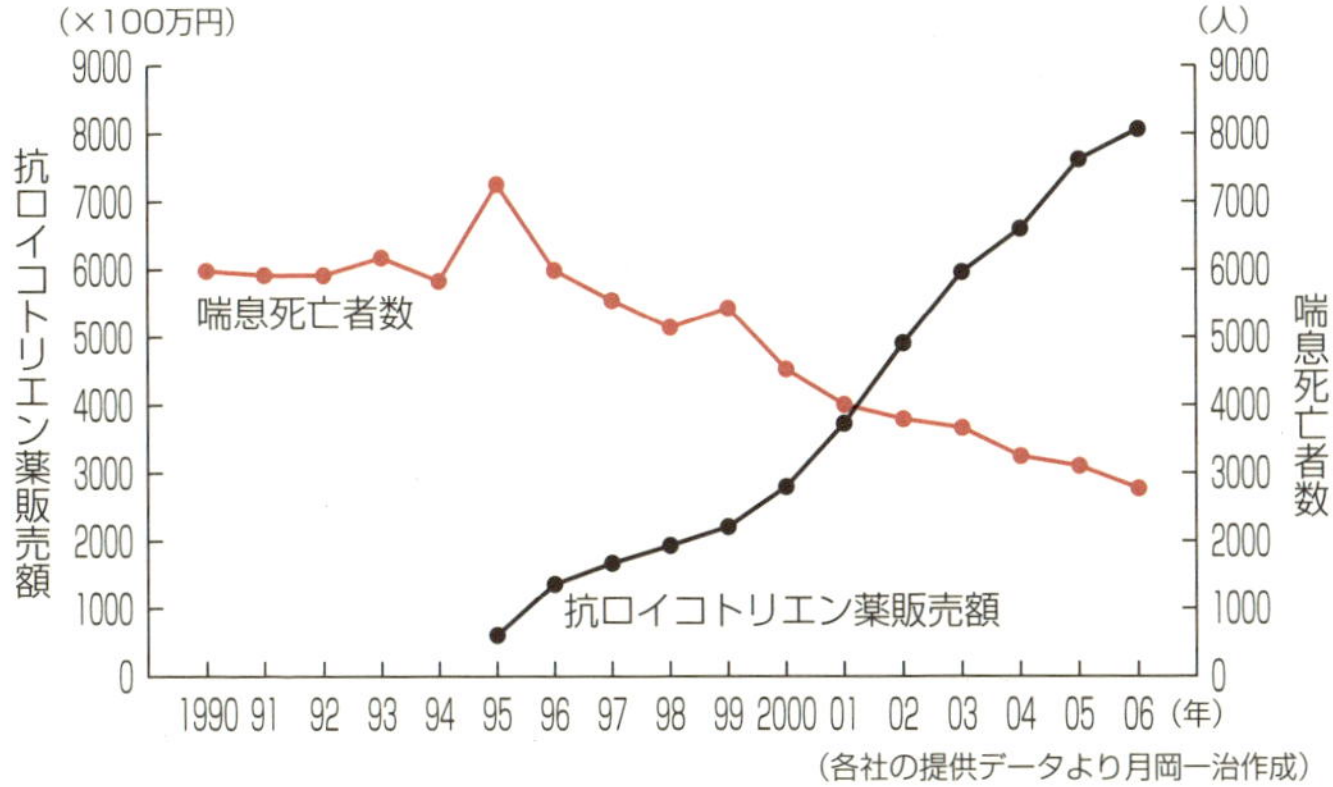

(各社の提供データより月岡一治作成)

図10　日本における抗ロイコトリエン薬の販売額増加とぜん息死の減少

抗ロイコトリエン薬も、ぜん息死を減らしました

こす化学伝達物質が多くあり、おのおのの作用を抑える薬剤が幾種類もあります。これらをまとめて抗アレルギー薬と呼んでいます。代表はもっとも歴史の古い「インタール」でしょう。小児ぜん息の治療に電動ネブライザーで、運動誘発ぜん息の予防にカプセルに入ったパウダーや液体の吸入で使われ、すぐれた効果があります。妊婦さんへの安全性も高い薬剤です。「アゼプチン」もよく使われます。アレルギー性鼻炎にもよく効きます。しかしぜん息には限られた人にしか使われていないものもあり、この本ではすべての抗アレルギー薬を紹介することを割愛しました。「アレギサール」「アレジオン」「ドメナン」「バイナス」「ブロニカ」「アイピーディ」などがあります。「インタール」以外の副作用は、眠気が最大のものです。

COLUMN

気道のリモデリングって何？

ぜん息の原因は、気道の炎症だと申し上げましたね（14ページ参照）？

持続する気道の炎症は、気道の壁全体を厚くする気道リモデリングを起こします。リモデリングが起きると気道がさらに刺激に敏感になり（持続的な気道過敏性の亢進といいます）、吸入ステロイド薬などの薬でも容易に治らない重いぜん息になっていきます。

　ぜん息なんて治らないんだから、と治療をいい加減にしておくとこのリモデリングが起きてしまいます。このリモデリングは小児のぜん息でも起きるのです。ですからぜん息になったらできるだけ早く、吸入ステロイド薬、抗ロイコトリエン薬などを使い、気道の炎症を抑え、アレルゲンを避けて、このリモデリングをふせぎましょう。

第6章 かかせないβ_2刺激薬

ぜん息発作は、①気管支の内側の粘膜の炎症が強まってむくみ、②気管支を外側から巻いている平滑筋という筋肉が収縮して（ちぢんで）、気管支の広がり具合が狭くなって起きるんでしたよね（14ページ参照）？　内側の粘膜の炎症をしずめることで気管支を広げるのが抗炎症薬、外側の筋肉をゆるめて気管支を広げるのが気管支拡張薬なのです。この気管支拡張薬の主役がβ_2（ベータ・ツー）刺激薬です。

気管支を取り巻いている平滑筋という筋肉には、β_2受容体という刺激を受ける部分がたくさんあるのです。ここを刺激すると気管支は拡張します。それでこの大切な作用を持つ薬をβ_2刺激薬と呼ぶのです。

β_2刺激薬には効果が15分ほどから現われ8時間から12時間以上も持続するもの（長時間作用性、ホクナリンテープとセレベント）と、数分で効き始めて数時間で効果がなくなるもの（短時間作用性）の二つがあることを表に示しました（43ページ・表4）。ここでは後者の吸入薬の説明をしましょう。「サルタノール」「メプチンエアー」「メプチンキッドエアー」「アイロミール」などがあり、定量噴霧型吸入器（手の中に入る小さな吸入用ボンベ、MDIといいます）で使われます。

Point!

吸入薬は気管支が広がっている時に効く。吸入薬は、吸入されてこそ効くのです。吸入ステロイド薬も$β_2$刺激薬も同じこと。

$β_2$刺激薬吸入はぜん息発作の最初に使う

発作を抑える$β_2$刺激薬吸入は、まだ気管支がそう狭くなっていない発作の起きがけと、重くなった場合には点滴など他の治療によって気管支が広がってきた治りがけの時に使うのです（図11）。苦しくなるまで我慢してから吸う人がいますが、この時はほとんど吸入されていません。吸入薬が吸いこまれて進む気管支が、大変に狭くなっているからです。こんな時の吸入は、口から肺へではなく、口から直接のみ込まれて胃に入った薬が吸収されてほんの少し効くだけです。

吸入ステロイド薬同様、吸入が上手にできるかどうかで効果が違ってきます。医師・薬剤師の吸入指導を十分お受け下さい。吸入補助器具もございます。

β_2刺激薬MDIは1日4回が限度

β_2刺激薬MDIを1日何回も吸入して、苦しい時だけ治療する人がいます。大変危険です。このMDIが1日5回（5～10パフ）以上必要な時は、気道の炎症（むくみ）が強まってぜん息が急速に悪化している時なのです。β_2刺激薬MDIにはこのむくみを取る力がほとんどあり

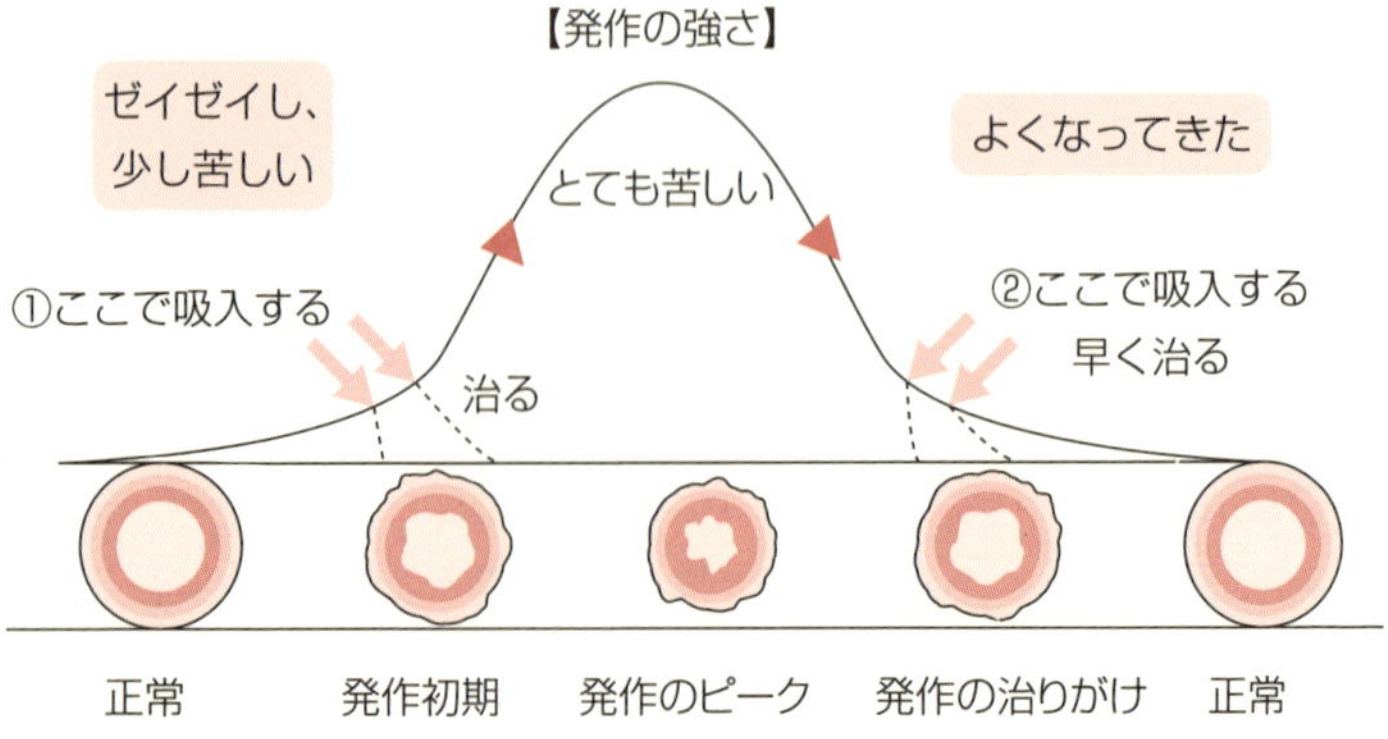

図11　β_2刺激薬を吸入するタイミングがある

ません。

β_2刺激薬ＭＤＩに対する過信と依存は病院への受診の遅れとなり、長期入院あるいはぜん息死する危険が高まります。日常使う吸入ステロイド薬などを増量し、ＭＤＩがいらないように十分管理しましょう。このボンベを握って窒息死（ぜん息死）している人が、今もあとをたちません。

point!

β_2刺激薬ＭＤＩが効かない時には重症。すぐ病院を受診する。

β_2刺激薬は電動ネブライザーでも用い、病院・医院では発作時によく使います。小児、成人ともに、インタールに少量のβ_2刺激薬を加えたものを、自宅で吸入してもらうことがあります。しかし、抗炎症薬の登場でぜん息管理がしやすくなり、当院でも最近は、ほとんど自宅では使われなくなりました。

なお吸入ステロイド薬と併用すると、β_2刺激薬の効果が高まることが知られています。副作用は動悸《どうき》、手指のふるえ、頭痛、過剰使用による不整脈などです。

第7章

上手に使いたいテオフィリン薬

気管支拡張薬であり抗炎症薬でもある

テオフィリン薬も気管支拡張薬の一つです。弱いですが、気道の炎症を抑える効果もあります。吸入ステロイド薬を併用すると、この抗炎症作用が強まるので、今も使われています。テオフィリンは、コーヒーなどに含まれるカフェインの仲間です。昔アメリカの論文で、コーヒーを多く飲むと発作を抑えることができるというものがありましたっけ。

内服は徐放薬が主役

発作の予防薬（コントローラー・長期管理薬）として使われているのは、テオフィリンの徐放薬です。徐放薬というのは、薬の有効成分がゆっくりと血液中に吸収されていくように工夫した薬剤のことです。徐放薬を1日1、2回のんで、薬の血液中の濃度を一定に保ち、常に気管支を拡張させておこうというものです。

「テオドール」「テオロング」などは1日2回、朝と就寝前にのみます。「ユニフィル」などは1日1回夕食後にのんで、発作が起きやすい午前4時前後に一番効くようにしています。もちろん1日2回のむこともあります。

副作用は吐き気、嘔吐《おうと》、胃痛、頭痛、不眠、頻脈《ひんみゃく》、過剰使用による不整脈、けいれんなどです。内服量を間違うと心停止することさえあります。テオフィリン薬はぜん息発作を抑えるのに必要な血中濃度の範囲と、副作用を起こす中毒域と呼ばれる血中濃度の範囲がきわめて近く、時々採血してテオフィリン血中濃度を測定しておかなければなりません。ある種の抗生物質など、併用薬によっては、さらに血中濃度が高くなることが知られています。

乳幼児（5歳以下）の場合、他のぜん息治療薬を第一に使うことを日本小児アレルギー学会などでもすすめております。特に2歳未満の、けいれんをともなう病気のあるお子さんには使いません。発熱時にはテオフィリンの、血中濃度があがりますし、けいれんも起きやすくなります。発熱時には使用量を半分にするか中止しなければなりません。

高齢者は腎機能が悪いことが多く、血中濃度が高くなるので副作用が出やすく、使用に注意が必要です。

中等度の気管支拡張効果を持つ薬で、治療には大切なものですが、専門医の判断に従って使用しましょう。

COLUMN

漢方薬は使わない？

ぜん息の治療では、単独で使うことは日本の治療ガイドラインでもすすめていません。患者さんによっては、補助的に併用することがあります。米国のＦＤＡの評価（１２７ページ参照）もなされておりませんし、漢方薬がすべて安全ということはありません。漢方薬による肺炎にも注意が必要です。小青竜湯《しょうせいりゅうとう》、柴朴湯《さいぼくとう》などがあります。咳ぜん息には麦門冬湯《ばくもんどうとう》も使われます。なお高齢者の場合、麻黄《まおう》剤は狭心症を起こすことがあります。

第8章 ぜん息治療薬の使い方

年齢と重症度によって違います

ぜん息の薬による治療法は、患者さんの年齢とぜん息の重症度（第2章参照）によって違います。

年齢によってぜん息を乳児ぜん息、小児ぜん息（幼児　2〜5歳、年長児　6〜15歳）、成人ぜん息（16歳以上）に分けて、そのおのおのの薬物療法プランが、日本アレルギー学会作成のアレルギー疾患　診断・治療ガイドライン2007として示されています（表7〜10）。

表中のDSCGとはインタール、Th2サイトカイン阻害薬とはアイピーディ、貼付《ちょうふ》$β_2$刺激薬はホクナリンテープ、短時間作用性吸入$β_2$刺激薬はメプチンキッドエアー、メプチンエアー、サルタノール、アイロミールなどを、長時間作用性吸入$β_2$刺激薬はセレ

	ステップ1 間欠型	ステップ2 軽症持続型	ステップ3 中等症持続型	ステップ4 重症持続型
基本治療	なし （発作の程度に応じた急性発作時治療を行う）	抗アレルギー薬	吸入ステロイド薬（100μg/日）	吸入ステロイド薬（150～200μg/日）. 以下の1つまたは両者の併用 • ロイコトリエン受容体拮抗薬 • DSCG吸入（2～4回/日）
追加治療	抗アレルギー薬	DSCG吸入 吸入ステロイド薬（50μg/日）	以下の1つまたは複数の併用 • ロイコトリエン受容体拮抗薬 • DSCG吸入（2～4回/日） • β_2刺激薬（就寝前貼付あるいは経口2回/日） • テオフィリン徐放薬剤（考慮）（血中濃度5～10μg/mL）	β_2刺激薬（就寝前貼付あるいは経口2回/日） テオフィリン徐放薬剤（考慮）（血中濃度5～10μg/mL）

表7　乳児ぜん息の長期管理に関する薬物療法

	ステップ1 間欠型	ステップ2 軽症持続型	ステップ3 中等症持続型	ステップ4 重症持続型
基本治療	発作に応じた薬物療法	抗アレルギー薬あるいは 吸入ステロイド薬（考慮） （50～100μg/日）	吸入ステロイド薬 （100～150μg/日）	吸入ステロイド薬 （150～300μg/日）. 以下の1つまたは複数の併用 • ロイコトリエン受容体拮抗薬 • DSCG • テオフィリン徐放製剤 • 貼付 β_2刺激薬 • 長時間作用性吸入 β_2刺激薬
追加治療	抗アレルギー薬	テオフィリン徐放製剤	以下の1つまたは複数の併用 • ロイコトリエン受容体拮抗薬 • DSCG • テオフィリン徐放製剤 • β_2刺激薬（就寝前貼付あるいは経口2回/日） • 長時間作用性吸入 β_2刺激薬	経口ステロイド薬

表8　小児ぜん息の長期管理に関する薬物療法プラン（幼児　2～5歳）

	ステップ1 間欠型	ステップ2 軽症持続型	ステップ3 中等症持続型	ステップ4 重症持続型
基本治療	発作に応じた薬物療法	吸入ステロイド薬 (100μg/日) あるいは抗アレルギー薬	吸入ステロイド薬 (100~200μg/日)	吸入ステロイド薬 (200~400μg/日). 以下の1つまたは複数の併用 • ロイコトリエン受容体拮抗薬 • テオフィリン徐放製剤 • 長時間作用性吸入 β_2 刺激薬 • DSCG • 貼付 β_2 刺激薬
追加治療	抗アレルギー薬	テオフィリン徐放製剤	以下の1つまたは複数の併用 • ロイコトリエン受容体拮抗薬 • テオフィリン徐放製剤 • 長時間作用性吸入 β_2 刺激薬 • DSCG • 貼付 β_2 刺激薬	経口ステロイド薬 (短期間・間欠考慮) 長期入院療法 (考慮)

表9　小児ぜん息の長期管理に関する薬物療法プラン
(年長児　6~15歳)

	ステップ1 間欠型	ステップ2 軽症持続型	ステップ3 中等症持続型	ステップ4 重症持続型
長期管理薬 ●：連用 ○：考慮	○ぜん息症状がやや多いとき（たとえば月に1～2回）、血中・喀痰中に好酸球増加のあるときは下記のいずれか1剤の投与を考慮 • 吸入ステロイド薬（低用量） • テオフィリン徐放製剤 • ロイコトリエン受容体拮抗薬 • DSCG • 抗アレルギー薬	●吸入ステロイド薬（低用量）連用 ●上記で不十分な場合は、下記のいずれか1剤を併用 • テオフィリン徐放製剤 • ロイコトリエン受容体拮抗薬 • 長時間作用性β_2刺激薬（吸入／貼付／経口） ●合剤の使用可 ○DSCGや抗アレルギー薬の併用可	●吸入ステロイド薬（中用量）連用 ●合剤の使用可 ●下記のいずれか1剤、あるいは複数を併用 • テオフィリン徐放製剤 • ロイコトリエン受容体拮抗薬 • 長時間作用性β_2刺激薬（吸入／貼付／経口） ○Th2サイトカイン阻害薬の併用可	●吸入ステロイド薬（高用量）連用 ●合剤の使用可 ●下記の複数を併用 • テオフィリン徐放製剤 • ロイコトリエン受容体拮抗薬 • 長時間作用性β_2刺激薬（吸入／貼付／経口） ○Th2サイトカイン阻害薬の併用可 ●上記のすべてでも管理不良の場合 • 経口ステロイド薬の追加
発作時	短時間作用性吸入β_2刺激薬	短時間作用性吸入β_2刺激薬	短時間作用性吸入β_2刺激薬	短時間作用性吸入β_2刺激薬

表10　成人ぜん息の長期管理における重症度に対応した段階的薬物療法

ベントを指しています。

特に成人ぜん息の治療の中心となる吸入ステロイド薬の使用量を、表11に示しました。参考になさって下さい。

ガイドラインはなぜ作られたの？

先進国のぜん息治療の歴史も、限られた種類の薬剤を、医師が経験に基づいて使用して行われてきたのでした。しかし1980年代よりぜん息が気道の慢性炎症による病気であることがわかり、そのために気管支が過敏になり、せばまって発作をくり返すことがわかってきました。その結果各国で、気道の炎症をとる薬（吸入ステロイド薬、抗ロイコトリエン薬など）を中心とし、気管支拡張薬を併用するガイドラインが1990年代から

薬剤名	ステップ1（最低用量）	ステップ2（低用量）	ステップ3（中用量）	ステップ4（高用量）
キュバール BDP-HFA	100μg/日	100〜200μg/日	200〜400μg/日	400〜800μg/日
フルタイドエアー FP-HFA	100μg/日	100〜200μg/日	200〜400μg/日	400〜800μg/日
オルベスコ CIC-HFA	100μg/日	100〜200μg/日	200〜400μg/日	400〜800μg/日
フルタイド ディスクヘラー FP-DPI	100μg/日	100〜200μg/日	200〜400μg/日	400〜800μg/日
パルミコート BUD-DPI	200μg/日	200〜400μg/日	400〜800μg/日	800〜1,600μg/日

表11　各吸入ステロイド薬のステップ別の推奨量
（この章の表はすべて「アレルギー疾患　診断・治療ガイドライン」2007による）

相次いで作られるようになったのです。その結果各国で、ぜん息専門医の間でもみられた治療の違いが小さくなり、患者さんの具合は大変によくなりました。日本アレルギー学会が最初のガイドラインを作ったのは1993年のことでした。

その後新しい薬が幾つも開発され、経験ではなく、科学的根拠に基づくよい治療方法の報告がつみ重ねられ、その都度日本を含む各国、世界保健機関（WHO）のガイドラインも改訂を続けているのです。

ガイドライン通りに治療しなければいけないの？

そんなことはありません。ガイドラインはあくまでも、一人ひとりの患者さんに適した治療法を医師と患者さんが選択し、副作用なくぜん息をコントロールするための指針を示したものに過ぎません。内容は科学的根拠に基づいていますし、各国やWHOのガイドラインを比較してもほとんど違いはありません。

ガイドラインが普及したおかげで、ぜん息やアレルギー疾患の専門医でない勉強熱心な先生方も、すぐれたぜん息治療と管理ができるようになりました。しかし中等症、重症のぜん息の場合、ぜひアレルギー専門の内科・小児科医にかかって下さい。たとえば乳児ぜん息で6カ月未満の児にはテオフィリン徐放薬は使いません（63ページ）。特に小児科では、ほかにも慎重に管理しなければならない薬が幾つもあるからです。内科では、糖尿病、不整脈などの心臓疾患、甲状腺機能亢進症など、ほかの病気を併せて持つ人が多いからです。

ステップアップとステップダウン

ステップとは1から4まであるぜん息重症度のことでしたね？　ステップ1は間欠型、2は軽症持続型、3は中等症持続型、4は重症持続型です（第2章）。

ステップアップとは、今行っている治療でぜん息がコントロールできないとき、次の一段重いぜん息の治療に進んで、治療を強めることをいいます。

ステップダウンとは治療の目標（94ページ）が達成されたら、少なくとも3カ月以上の病状の安定を確認してから、治療内容を減らしてもよいことをいうのです。決して今の治療を中止してよいという意味ではありません。

糖尿病や高血圧症の治療は、ステップアップ方式をとります。少量の薬から治療を開始し、減量などの薬以外の努力をしても血糖値や血圧の値をコントロールできない場合、薬を増量していくわけです。でもぜん息治療の場合、治療薬はステップダウン方式をとります。最初に十分にぜん息症状をコントロールしてから、薬をゆっくりと減らしていくのです。

第9章 減《げん》感《かん》作《さ》療《りょう》法《ほう》について

減感作療法とは

1911年に、イギリスで花粉症の患者さんに行われたのが始まりだといわれています。約100年の歴史があるのですね。

アレルギー症状を起こす原因物質（アレルゲン）がはっきりわかっている場合、そのアレルゲンをうすめた液を、少量から増量しながら腕に皮下注射して、体にアレルゲンに反応する抗体を作らせる治療法です。1週に1、2回から注射を開始し、維持量に到達したら次第に間隔をあけ、やがて月に1回の注射に移る長期注射療法であること、注射後30分院内でショックなどがないか観察が必要なこと、副作用のぜん息悪化で死亡例もあることなどから、我が国では現在限られた施設でしか行われていません。

しかし成功すれば、薬なしでぜん息や花粉症などの苦しみから解放される人も多く、アメリカではダニや花粉の成分を用いて、今も広く行われています。この治療法って、どこか乳幼児に行うワクチン接種に似ていませんか？

減感作療法からアレルゲン免疫療法へ

その通りなのです。100ページの図15に、アレルギーと免疫の違いを説明していますが、乳幼児期からはしか、日本脳炎、百日咳、水ぼうそうなどのワクチンを数回接種すると、これらの病気に一生、あるいは長い年月かからなくなります。体に病気への強い免疫をつけることに成功した、ワクチン療法の効果です。

ほぼ同じ効果が、減感作療法でも得られる可能性があるのです。1997年、スイスのジュネーブのWHO（世界保健機関）本部で、今まで減感作療法で使ってきた「アレルゲン抽出液」という言葉を、「アレルゲンワクチン」に変更することが決まりました。今までは、例えばダニアレルギーの治療エキスに、家庭から集めたハウスダスト（室内塵《じん》）を処理した、含有成分にばらつきのある抽出液を用いてきました。でも今では、ダニアレルゲンの含有量が一定に調整され、まさにワクチンと呼ぶにふさわしい液が作られるようになってきたからです。それに伴い、「減感作療法」も「アレルゲン免疫療法」

と呼ばれることになったのです。WHOは、減感作療法を推奨しています。

日本の減感作療法の現状

図12はハウスダスト（ダニ）、カンジダ（腸や口腔内に誰もが持っているカビの一種）が原因のぜん息患者さんに、私が2年間減感作療法を行った20年以上も前の結果です。ハウスダストでの有効率は6カ月後が46・2％、1年後が69・2％、2年後が84・6％でした。しかし6カ月後から悪化する人も7・7％おられ

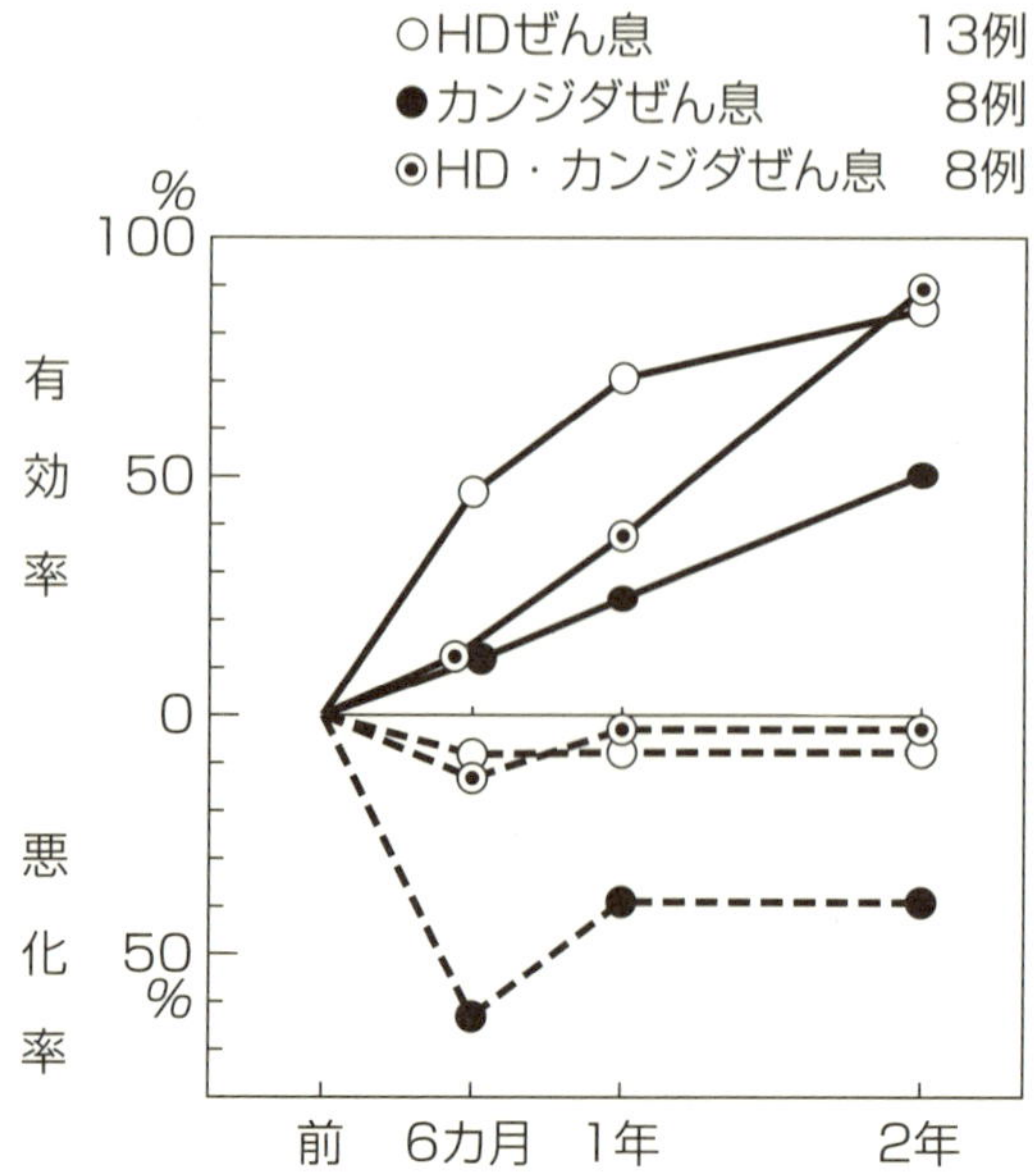

図12　ハウスダストとカンジダによる減感作療法の効果の比較
（月岡一治．アレルギー、1985）

たのです。カンジダに対しては、その後行われなくなりました。

なぜこんなに効果が低かったのでしょう。もうおわかりですね？ ダニアレルギーのぜん息患者さんに、ダニの抽出液ではなく、ダニを含むハウスダストの抽出液でしか治療ができなかったからです。つまり、患者さんの体に、ダニに対する十分な免疫力をつけることに失敗していたからでした。

その後も日本ではアレルゲンを皮膚テストで診断するエキス、治療用エキスの種類がふえることがありません。面倒な手続きをして輸入することが、日本の医師にできる精いっぱいなことなのです。もっとも、日本アレルギー協会は先生方の要望に応じて輸入業務を代行していますが、欧米、特にアメリカに比べて、日本の減感作療法は大変に遅れたままです。

一方で、世界中に広まった吸入ステロイド薬の高い効果が、減感作療法どころかアレルゲンを探して避けることの大切ささえ、私たちに忘れさせてしまったように思います。例えば薬が効かない重症のダニぜん息患者さんにとって、適切な減感作療法をしないことは、誠に申し訳のないことです。アレルゲンが不明とされている患者さんの中には、診断エキスを増やして調べることで減感作療法ができる方もおられるはずです。

減感作療法は万能なの？

残念ながらそうではありません。アレルゲンが見つからない方にはできません。とくに大人のぜん息患者さんの約半数は、アレルゲンがわからないのです。アレルゲンがわかって、どうしても完全には避けられないダニ、花粉などに対して行います。ペットなどは、工夫してぜひ避けましょう。

減感作療法のこれから

頻回の注射、これはされる患者さんたちにも、熟練のアレルギー専門医にとっても、痛みと時間、危険を伴うので改良しなければなりません。ダニ、スギ花粉については、カプセルにしてのむ減感作療法（経口減感作療法）、鼻の粘膜から吸収させる方法（経鼻減感作療法）、舌下から吸収させる方法（舌下減感作療法）などが盛んに研究されており、近い将来広く行われることになるでしょう。

薬はしょせん対症療法です。どんなにすぐれていても、中止すればやがてぜん息に悩まされます。この点、減感作療法は、行える患者さんにとって、ワクチン接種と同じく根本的にぜん息や花粉症などを治す治療（根治的治療）になる可能性を持っているのです。日進月歩の医学の進歩に期待しましょう。

第10章 どうして治らないの？——自覚症状という落とし穴

あなたが治療を途中でやめるから

それは、ぜん息になった皆さんは、自覚症状で自分のぜん息が重いか軽いか、治ったか治らないかを判断するからです。自分が苦しいと感じなければ治っていると思い込みます。数日から数週間、症状がないか軽くなると、治療を自分の判断でやめてしまうのです。気道（気管支）の炎症がおさまるには、長い日数、年月がかかるのです。

本当の治り具合を知ろう

図13をご覧下さい。ぜん息症状がある時は、苦しいですから皆さんは病院、医院を受診され、薬をもらいます。苦しいとき、気管支の広がり具合をピークフローという簡単

なメーターを吹いて測ると、狭くなっていることがわかります。しかしある期間治療をし、症状がないか軽くなると、治療を自分でやめてしまう人がとても多いのです。もう治っていると思うのでしょう。この時ピークフローメーターを吹くと、まだ気管支には狭さが残っているのです。もっと長期間治療をして、症状がずっとなく、ピークフロー値も正常な状態になったなら、初めて本格的に薬を減らし始めます。

ぜん息症状（咳、ゼイゼイ、息苦しさなど）	気道の状態（ピークフローなどで測定）	治療内容
1．ある	狭い	発作治療薬と長期管理薬（吸入ステロイド薬など）
2．ない または 時にある	少し狭い	発作治療薬と長期管理薬
3．ない	正常	長期管理薬を減量し、やがて中止

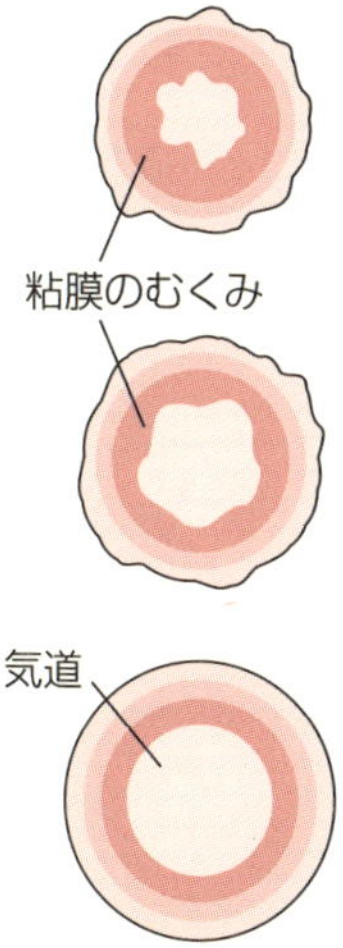

図13　ぜん息症状と治療
ピークフローで確認しましょう

ぜん息の原因を取り除かないから

ダニ、ペットなどぜん息を起こす原因（アレルゲン）がわかっているのに、それらを除く方法を細かく説明されているのに、何もしないからです。ぜん息発作を起こす原因の中で暮らしていては、治るものも治りません。原因を取り除きましょう。またタバコを吸い続けていて、ぜん息が治ることはありません。

次の第10章に、その方法とコツをまとめました。とても大切なことです。

COLUMN

カゼとぜん息どこが違う？

私たちは、平均年3～5回カゼをひくといわれます。カゼの特徴は①発熱、②痛み、③痰や鼻水に色がつくの三つです。この一つでもあれば、咳、痰をカゼの症状と考え、ぜん息治療にカゼの治療を加えます。ぜん息は発熱がなく、痰にほとんど色がなく、頭痛、のどの痛み、関節痛などはありません。ただぜん息の人がカゼをひくことも多いわけで、カゼ症状にぜん息症状がかくれていないか、特に初めて診察する患者さんに対しては、私たち専門医は……敏感に見分けようとします。

第11章 重要なダニ対策——ふとんの掃除がポイント

アレルギー反応を起こすダニの代表はヤケヒョウヒダニ、コナヒョウヒダニなどのチリダニ類で、ハウスダスト（室内塵）中の最も主要なアレルゲンです。一年中畳やカーペット、ふとんなどの中にいて、人のフケやアカ、カビ、食物のカスなどを食べて生きています。6〜8月に多く発生し、体長は0・3〜0・4ミリで乳白色の体です。人を刺しませんが、そのフンや死がいがアレルゲンになります。8、9月には死んだダニがふえ、10月にはその成分が室内に非常にふえるのです。

ダニを減らすポイントは、ふとん、毛布、枕などの寝具に専用のパワーノズルで掃除機をかけることです。ダニの死がいやフンが一番たくさんあるのが寝具です。幼児は睡眠中に40〜50回も寝返りを打ちますが、そのたびにふとんの中のダニの成分を知らずに吸っているのです。だから1、2歳の時にすでに血液検査でダニの陽性反応が出てしまい、残念でなりません。アトピー性皮膚炎も悪化してしまいます。

最低でも週に1、2回、時間をかけてていねいに掃除機をかけて下さい。ふとんの裏と表、ふとん1枚に1分半～2分をかけて下さい。

高額の防ダニふとんを買う必要はありません。防ダニ効果を強調するふとん、シーツには、①目がこまかい繊維を使ってダニが通り抜けられないようにしている。②ダニをよせつけない薬品をつけている、の二つの方法が取り入れられています。でもダニはふとんやシーツの表面にはつきますね。ダニの死がいやフンはとてもこまかいので、繊維の目をすり抜けて中に入ってしまいます。使った薬も何年かすれば効果がなくなってしまいます。すると、パワーノズルをつけた掃除機で振動を与え、吸いとる方法が一番有効ということになりましょう。ただしT社の防ダニカバーなど、有効なものもあります。

さらにダニ対策として①除湿機やエアコンなどを使って、室内の湿度を50％以内に抑える（アトピー性皮膚炎もある場合は60％以下に）。②ふとんに、目のこまかい生地のカバーをかける。ただし掃除機をかけるときは外す。③寝具は羽毛や羊毛などの動物性のものは避け、綿のものを選ぶ。④ぬいぐるみをベッドに持ち込まない。布製のぬいぐるみは毎週洗い、天日干しをする、などに気を配って下さい。

ダニの死がいやフンを少しでも減らす努力が必要なこと、その実際についてお話ししてきましたが、ぜん息の原因（アレルゲン）として犬、猫などのペットおよびカビに対

掃除の仕方のポイント！

ふとんの掃除

- 週に**1〜2**回
- 裏と表それぞれ
1分半〜2分が目安！

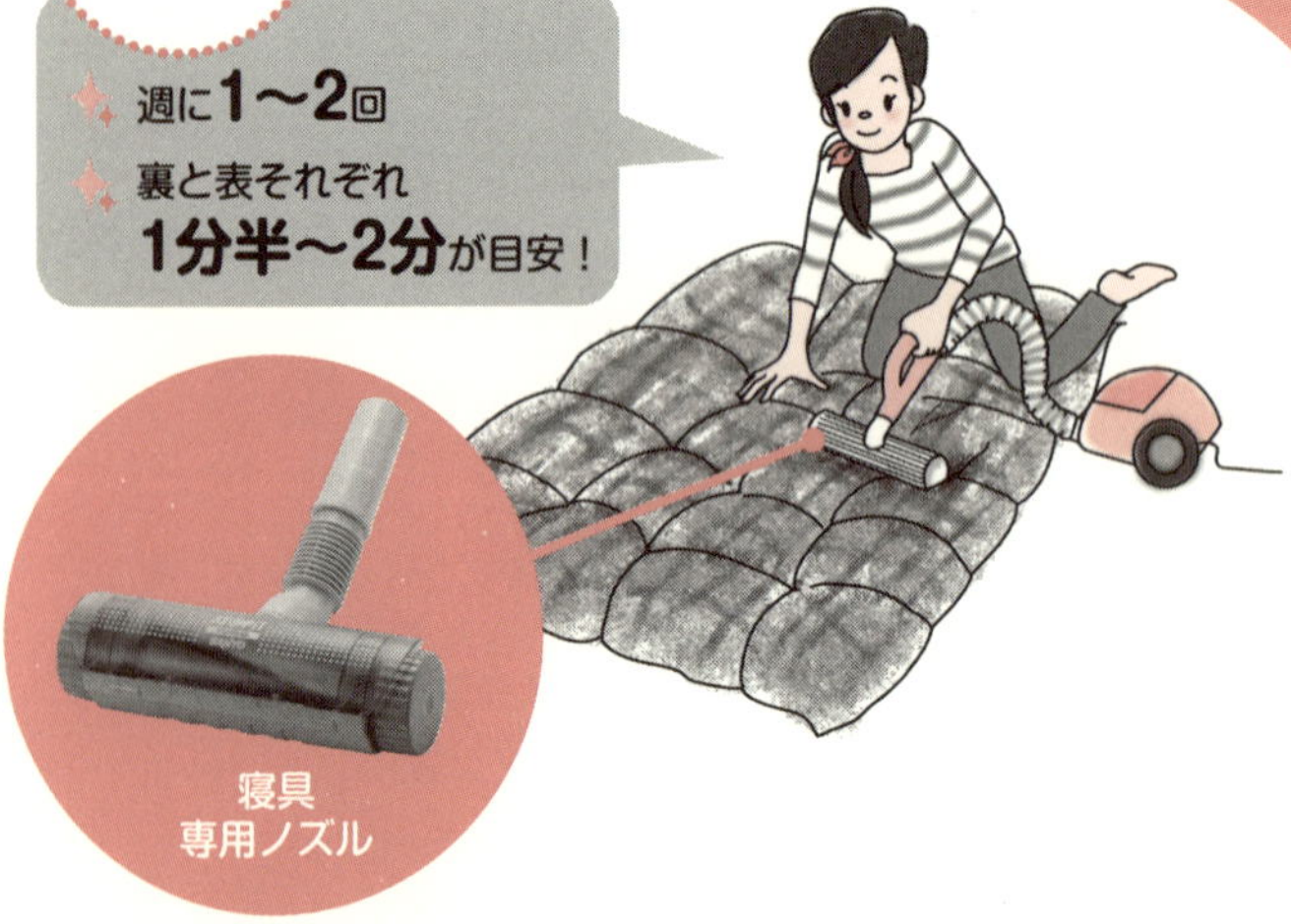

掃除機のかけ方

- 毎日かけるのが理想的！
- しばらく窓を開けておく！

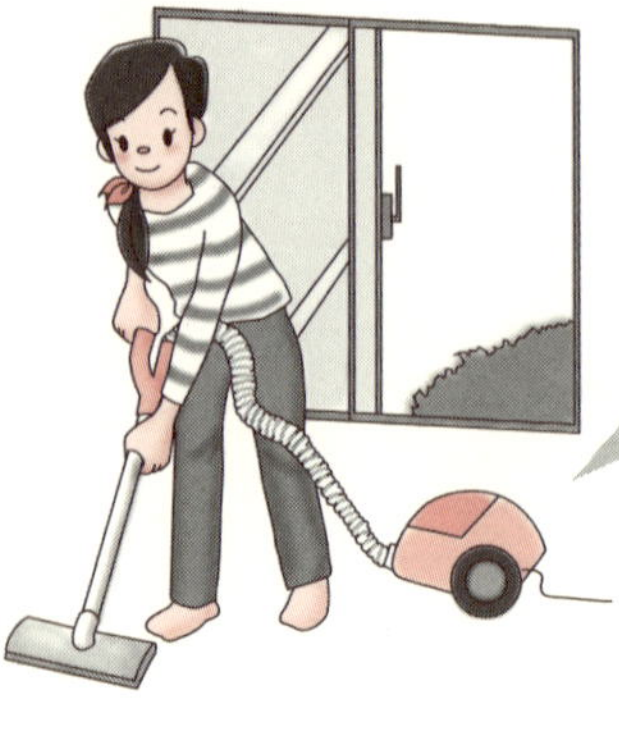

ソファーの掃除

- 布製は避ける
- まめに掃除機をかける

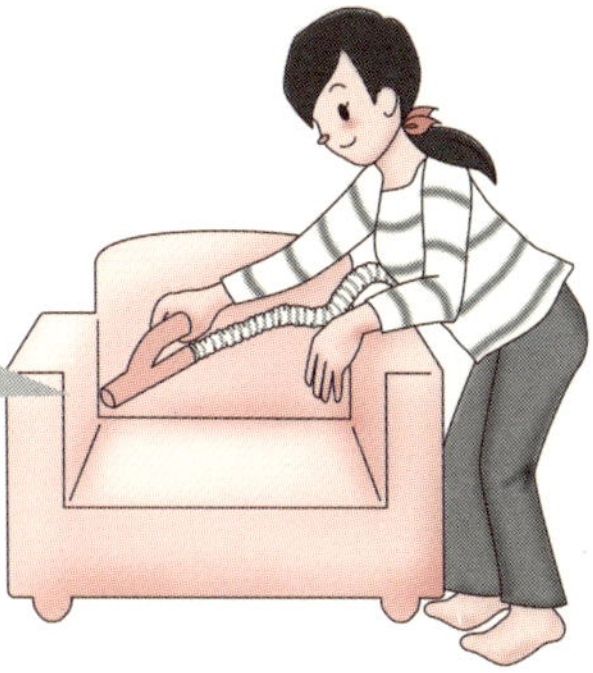

じゅうたんやカーペットの掃除

- じゅうたんやカーペットは、できるだけ取り外す
- 少なくとも**3日に1回**掃除機をかける

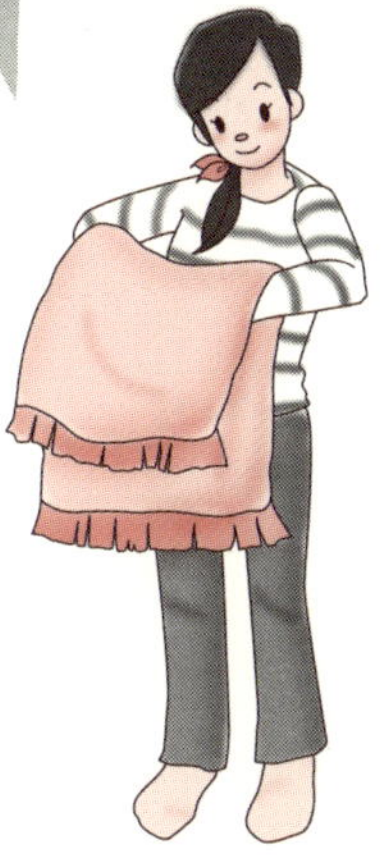

フローリングの掃除

- 掃除機プラスぞうきんがけを！
- ぞうきんは固く絞って！

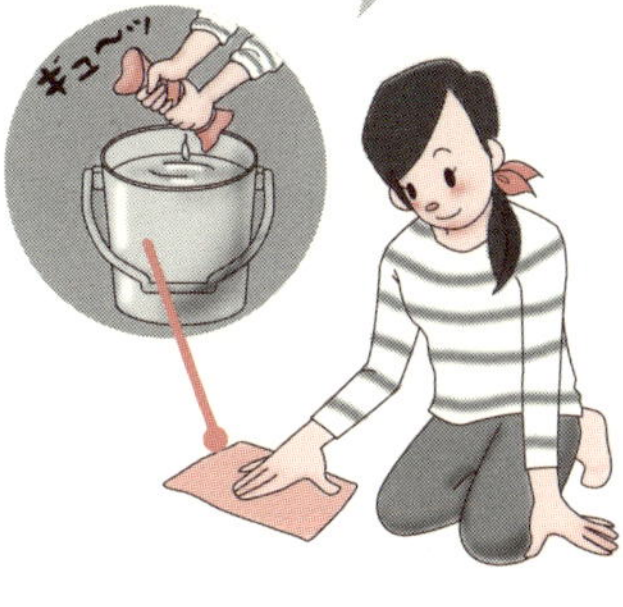

する注意も重要です。

掃除機のかけ方

さらに週1、2回、できれば毎日室内に掃除機をかける。掃除中と掃除の後、しばらくは窓を開け部屋から離れる。ダニに過敏な患者さん自身が掃除機をかける場合は、防《ぼう》塵《じん》マスクを用い、ミクロフィルター使用の掃除機を使う。

ソファの掃除

ソファは布製を避け、まめに掃除機をかける。

フローリングの掃除

掃除機での掃除に加え、ぞうきんでの拭《ふ》き掃除も忘れずに行う。ぞうきんは、固くしぼって水気を床に残さないようにする。

じゅうたんやカーペットの掃除

じゅうたんやカーペットはできるだけ取り外す。掃除機は、1㎡あたり20秒以上かけて、少なくとも3日に1回は掃除機をかける。

ペット対策

多くのぜん息患者さんはペットの毛に付着したフケや、だ液中の成分などに対するアレルギーを持っています。毛や羽のあるペットを家の中に入れないことが最も大切です。猫、ウサギ、ハムスター、犬が特にぜん息発作の原因になります。対策としてペットは家の外で飼う。ペットを家の外に出せない場合には、寝室のドアを閉めてペットを寝室に入れない。空気清浄機などを使う。パジャマでペットを抱かない。ペットを週1～2回シャンプーして洗うなどがあります。

ペットは、大人にとってさえ癒やしであるため、その対策に私は頭と心を痛めさせられています。ペットぜん息の重症度は中等症以上と重いことが多く、ウサギ、ハムスターなどがいなくなってからは無症状になる人が多いのです。

カビ対策

観葉植物の鉢に入っている土の中には、アスペルギルス（コウジカビ）などのカビがすみつき、空気中にその胞子をさかんに飛ばします。カビ対策は、台所・水回りなどの通風をよくし、カラ拭きすることのほかに、こうした鉢をできるだけ室内に置かないようにすることが必要です。

空気清浄機、エアコンの掃除

フィルターの掃除は掃除機をかけるだけでなく、可能なものは水洗いする、などの注意が必要です。ダニ、ペットの成分、カビ、花粉の除去に有効です。

その他の対策は・・・

ペット対策

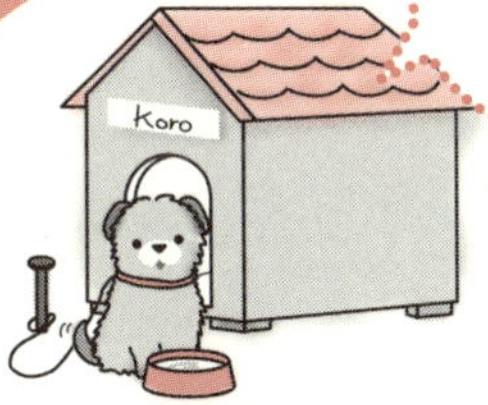

- 家の外で飼う！
- 週1～2回シャンプーして洗う！

カビ対策

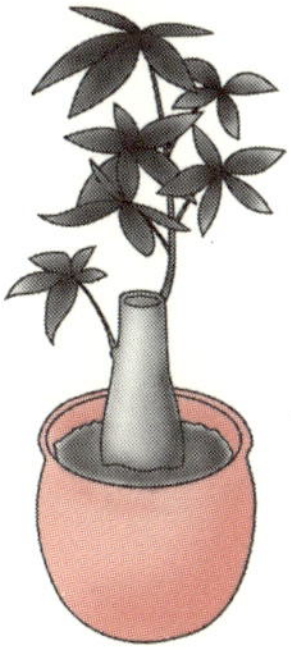

- 土に植えた植物は室内におかない！

空気清浄機、エアコンの掃除

- フィルターは水洗いする（可能な場合は）

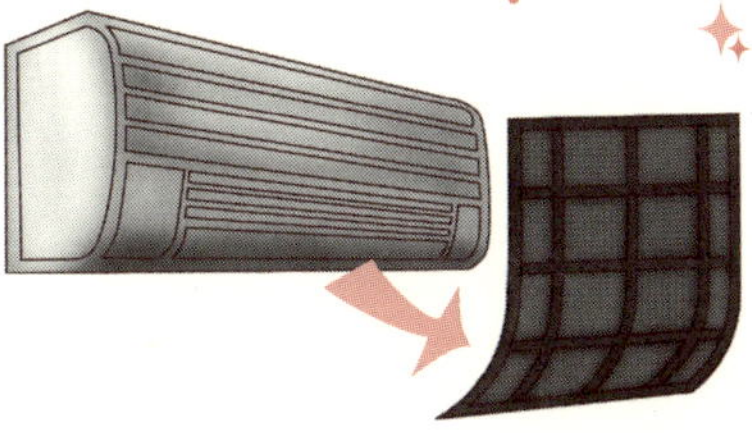

第12章 気道の炎症はとれにくい

ぜん息を氷山にたとえると

ぜん息の正体を氷山にたとえてみましょう（図14）。最初に説明しましたように、ぜん息の原因（正体）は気道の慢性の炎症でしたね？　この炎症があると、気管支の粘膜はむくみ、気管支はさまざまな刺激に平均で健康者の100倍も敏感になります。気管支をとり巻く平滑筋という筋肉もちぢみ、痰がふえて、気管支の広がり具合はとても狭くなってしまい発作が起きます。つまりぜん息症状を完全になくすには、禁煙を含めて何年もの根気よい炎症をとる治療が必要なのです。症状をカゼのようにいっときのものと思っている人、発作の時だけ薬を使えばいいと思っている人には、ぜん息は治らない病気になるのです。

いつまで治療するの？

私は初めてぜん息になられた皆さんに、最低で1年、できれば3年間は、何らかの発作予防治療を続けましょうと説明しています。

でも、それができない。図13（81ページ）の気管支の絵の、「狭い」と「少し狭い」の間を皆さんは行ったり来たりするだけなのです。つまり自覚症状（自分の判断）だけで治療をやめていることが、いつの間にかぜん息は治らないという誤った考え方を作り上げてしまうのです。すでに長い間症状がある方は、その重症度によってさらに長い年数、治療が必要になります。

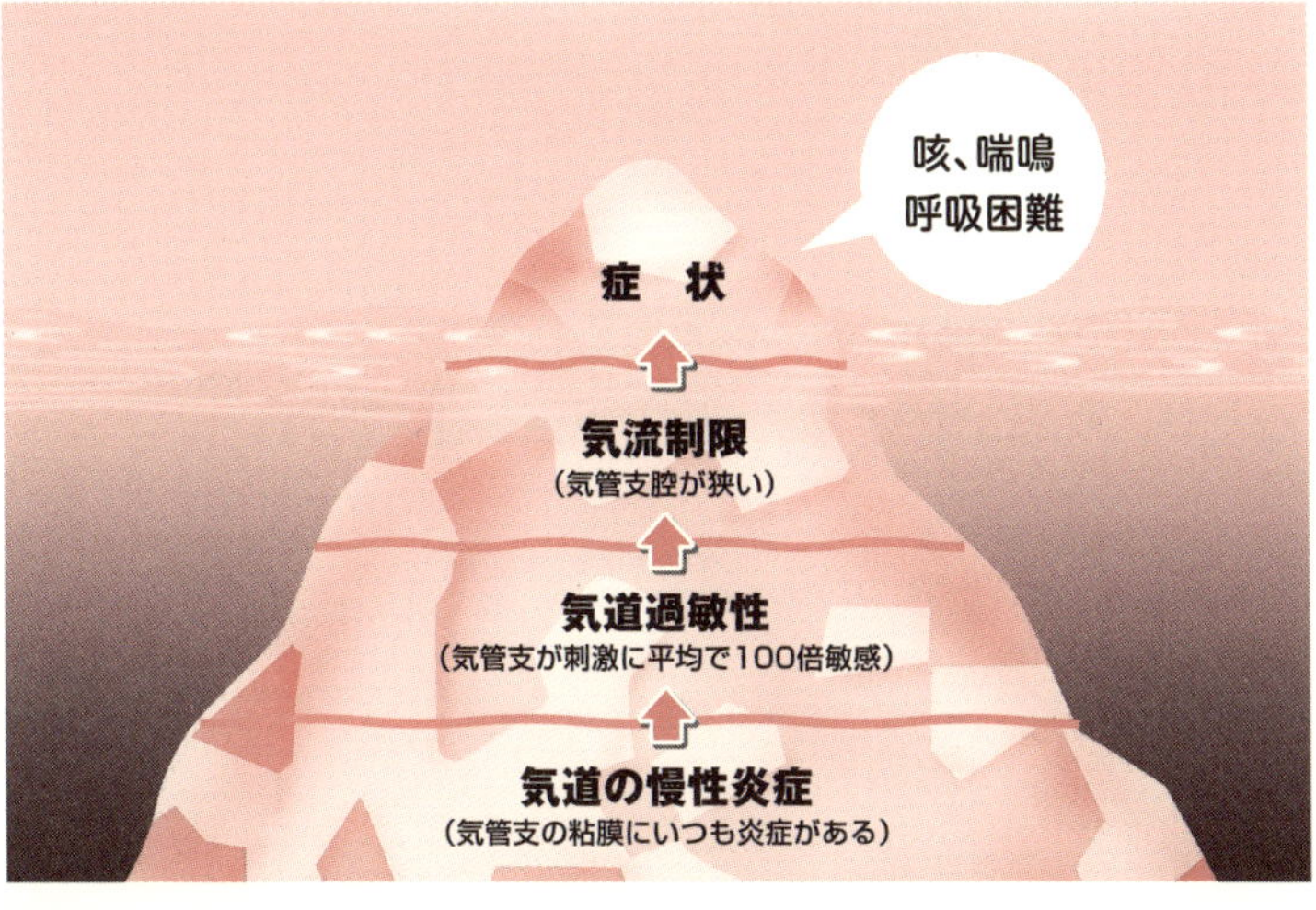
咳、喘鳴
呼吸困難
症　状
気流制限
（気管支腔が狭い）
気道過敏性
（気管支が刺激に平均で100倍敏感）
気道の慢性炎症
（気管支の粘膜にいつも炎症がある）

図14　ぜん息の正体

ピークフローメーター、あるいは肺機能検査を定期的に受けて、本当に治療をやめていい時期を知りましょう。

子どものぜん息は成人になるまでに約70％が治りますが、30％は20歳以降まで持ちこします。

一方、大人になってから始まったぜん息は、治りにくいことが知られています。十分に治療すれば40％が治るとする報告がありますが、いや10％ほどだとする報告も多いのです。

ぜん息治療の目標

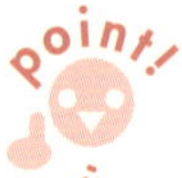

ぜん息は、あなたが自己管理する病気です

いったんぜん息になると、気道が大変敏感になるために、アレルゲンを吸った時だけでなくタバコの煙、気象の変化、疲労、運動、ストレスなどの刺激でかんたんに発作を起こしてしまいます。このぜん息の原因は気道の慢性的な炎症でしたね？　これが気道を敏感にしているのでしたね？　ですからこの気道の炎症を治すことがぜん息治療の目標です。

長期的ぜん息管理のゴールを、表12に示しました。

長期的ぜん息管理のゴールは以下の状態である
• 夜間症状を含めて慢性症状がほとんど、または全くない • ぜん息発作がほとんど発生しない • 救急に診療所や病院を受診することがない • 対症救急薬である β_2 刺激薬の頓用をほとんど必要としない • 身体活動や運動に対する制約がない • 肺機能がほぼ正常である • 薬剤の副作用がほとんど、または全くない （ぜん息管理の国際指針、GINA）

表12

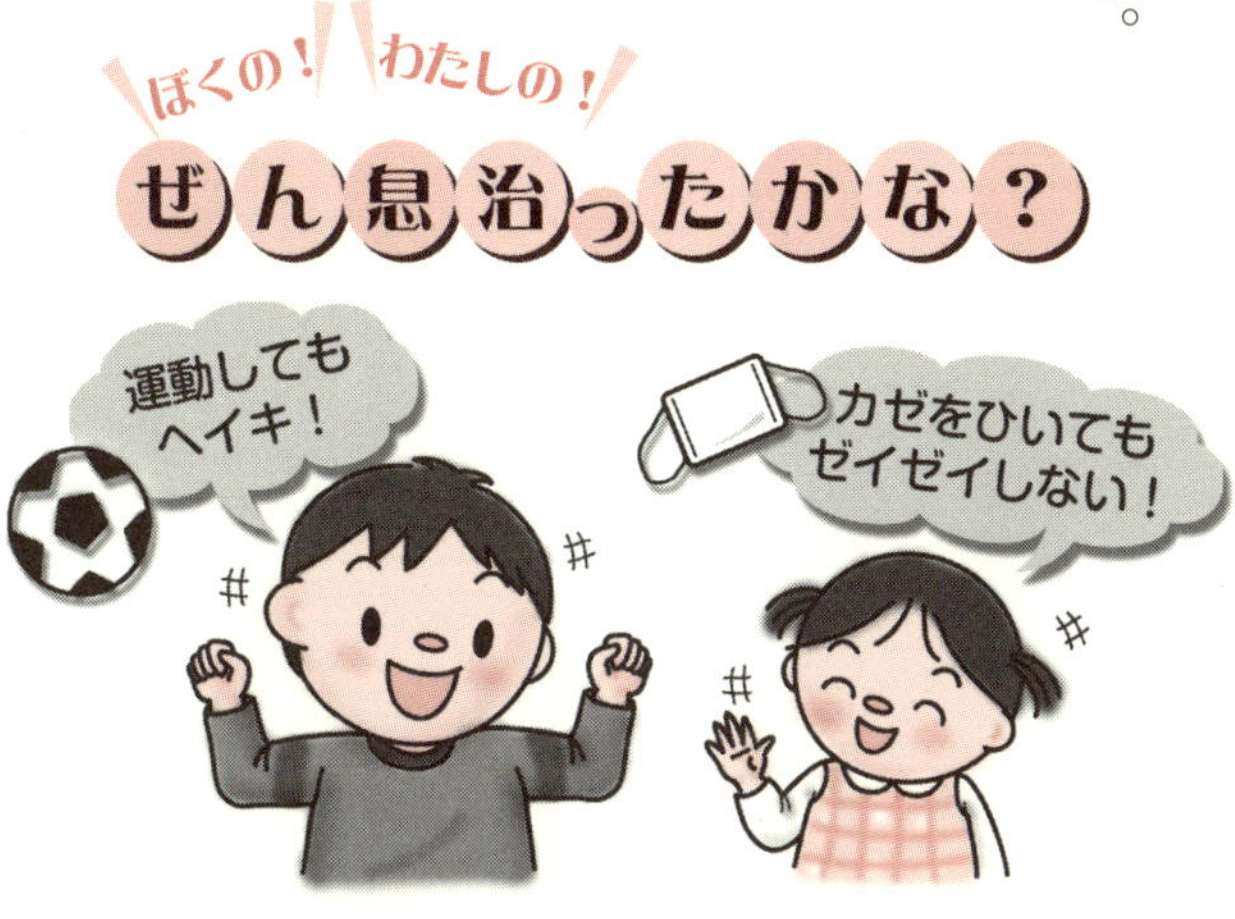
ぼくの！
わたしの！
ぜん息治ったかな？
運動してもヘイキ！
カゼをひいてもゼイゼイしない！

まとめ

ぜん息は気道の慢性の炎症であることがわかりました。ぜん息の症状がない時でも、この炎症はあるのです。医師も看護師も薬剤師も、このことを知っています。私たちはぜん息になられたあなたやお子様が、気道にこの炎症を起こす原因や刺激となるものを避けるアドバイスを惜しみません。

あなたは薬にコントローラー（長期管理薬）とリリーバー（発作治療薬）の二つがあることと、その違いを知って下さい。発作の予防とぜん息完治のために、吸入ステロイド薬などの長期管理薬（抗炎症薬）を長期間続ける必要があること、気管支拡張薬を適切に併用して肺機能を正常に保つことの大切さを理解なさって下さい。

ぜん息の症状やピークフローの値から、発作の初期に、私たちが説明しあらかじめお渡ししてある薬で初期治療を始めて下さい。ぜん息は、起きた発作を待って治療する病気ではありません。発作を起こさないよう、予防する病気です。治療薬の進歩にはめざましいものがあります。何よりもぜん息は自己管理する病気なのです。しかし慢性疾患なので、私たちと連絡を取りあって、時間がかかっても克服する努力をお続け下さい。

ぜん息を
もっと深く
知りたいあなたに

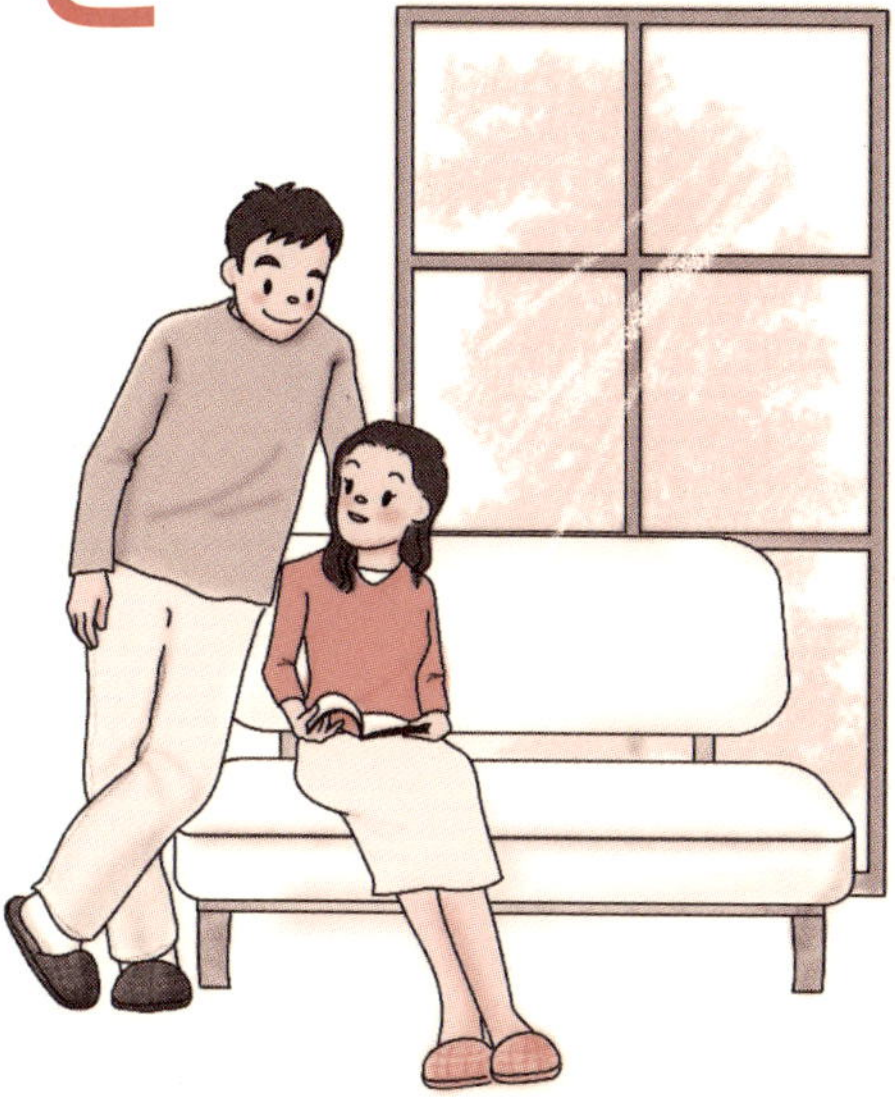

アレルギーによる病気

今やアレルギー性疾患は国民の30％以上を悩ます国民病の一つになりました。文明の進歩とともに増加するといわれ、これは世界全体の傾向です。

アレルギーによる病気には、ぜん息、アトピー性皮膚炎、アレルギー性鼻炎、アレルギー性結膜炎、花粉症、じんましん、食物アレルギー、昆虫アレルギー、食物依存性運動誘発性アナフィラキシー、過敏性肺炎、金属アレルギー、薬物アレルギー、接触性皮膚炎、かぶれなどのほか、多数のものがあります。ぜん息の方は、他のアレルギー疾患にも悩まされやすいのです。

Point!

アレルギーは国民病になった

第1章 アレルギーって何だろう

免疫との違い

図15をごらん下さい。私たちの体にウイルスや細菌など、「抗原《こうげん》」と呼ぶ異物が侵入しますと、これに抵抗する「抗体《こうたい》」という物質を体内に作って闘います。抗体が抗原を無害なものにして、体外に排除する反応を起こすのです。このように、感染する病気から私たちの体を守る仕組みがあり、「免疫」といいます。私たちが一度麻疹（はしか）や水痘（水ぼうそう）などにかかると、その後長い年月同じ病気にかかりにくくなるのは、この病原体（抗原）に対して私たちが抗体を作り、もう一度同じ病原体（抗原）が入ってきても無害なものにして排除するからです。免疫ができたのです。この反応を抗原抗体反応といい、私たちの体を守るために大切な働きですが、その反応があまりに強く起きると、かえって体に病気を起こします。この過剰な反応をアレルギーと呼ぶのです。

アレルギーと免疫の違い

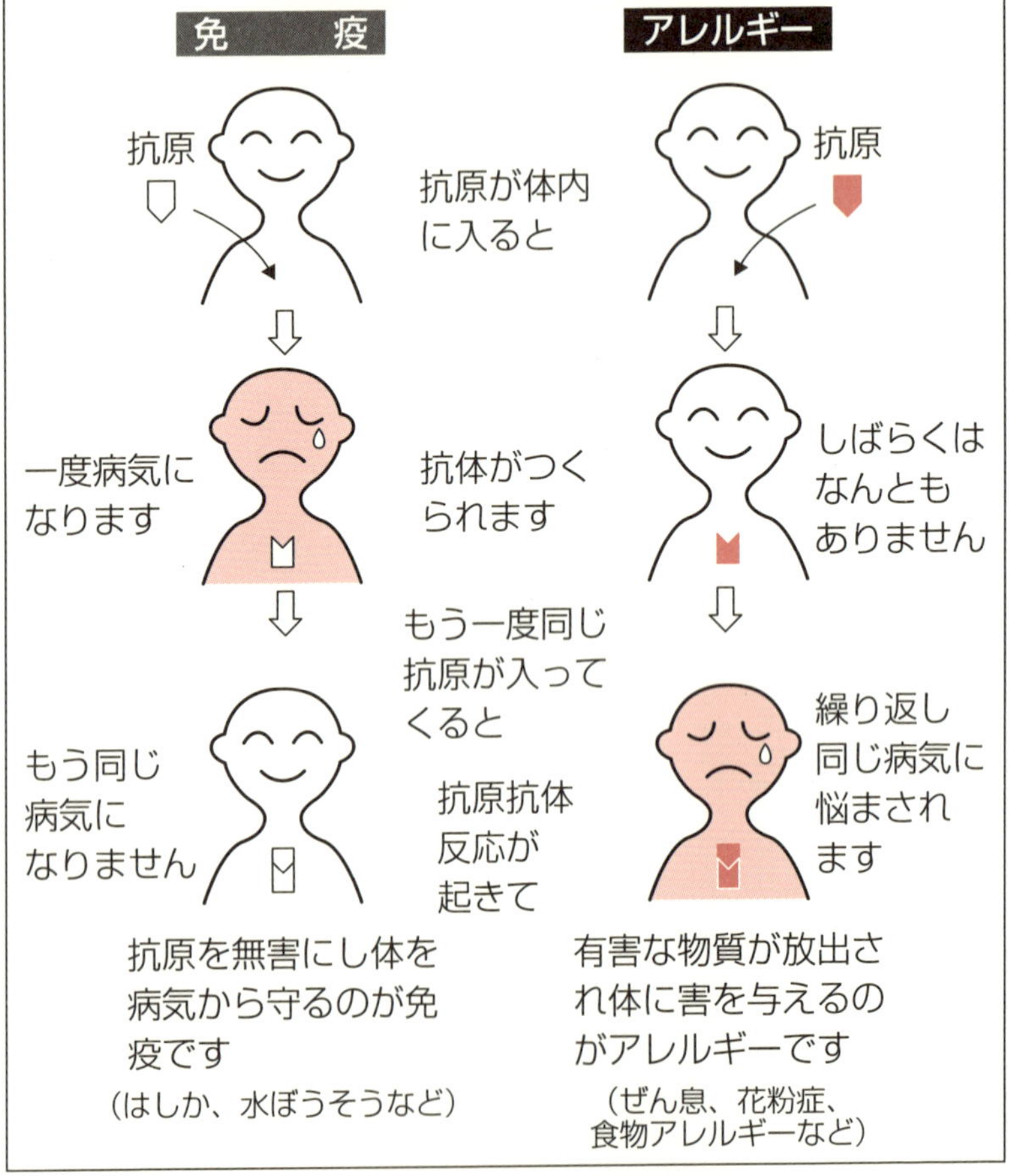
免疫
アレルギー
抗原
抗原が体内に入ると
抗原
一度病気になります
抗体がつくられます
しばらくはなんともありません
もう一度同じ抗原が入ってくると
繰り返し同じ病気に悩まされます
もう同じ病気になりません
抗原抗体反応が起きて
抗原を無害にし体を病気から守るのが免疫です
（はしか、水ぼうそうなど）
有害な物質が放出され体に害を与えるのがアレルギーです
（ぜん息、花粉症、食物アレルギーなど）

アレルギーによる主な病気

気管支ぜん息、アトピー性皮膚炎、アレルギー性鼻炎、アレルギー性結膜炎、花粉症、じんましん、食物アレルギー、昆虫アレルギー、食物依存性運動誘発性アナフィラキシー、過敏性肺炎、金属アレルギー、薬物アレルギー、接触性皮膚炎（かぶれ）

図15

体に抗原が侵入したとき、体を病気から守る有利な免疫反応が起きるか、体を病気にして傷つける不利なアレルギー反応が起きるかは、体が作る抗体の種類と量の違いによります。私たちの体が作る抗体とは、免疫グロブリンと呼ばれるたんぱく質のことで、5種類が知られています。これらが、体内に侵入した抗原を「自分の体の成分じゃない」と判断して、排除するように働くのですが、特にその中の免疫グロブリンE（アイジー・イー、IgE）がたくさん作られてしまうと、アレルギーが起きやすくなるのです。そしてこのIgEを作りやすい体質は、遺伝しやすいのです。

このIgE抗体のために、抗原が体内に入ってから数分から30分以内に強いアレルギー反応が起き、呼吸困難、血圧低下、意識を失うなど、最悪の場合はショック死することがあります。この急激に進む激烈な反応をアナフィラキシー、あるいはアナフィラキシーショックといいます。アナフィラキシーを起こす物質（抗原）としては医薬品（抗生物質、ワクチンなど）、食物（そば、卵、ピーナッツなど）、ハチ毒などが知られています。

一方で真菌（カビ）の胞子や小鳥の排泄物などをくり返し吸入していると、過敏性肺炎というアレルギー性の肺炎を起こすことがあります。ダニやスギ花粉、金属、ペットの成分も、アレルギーを起こします。アレルギーを起こす抗原をアレルゲンと呼びます。

アトピーとは、ギリシャ語のatopos（奇妙な）に由来する言葉で、アレルゲンとIgE抗体が反応して起きる幾つかの病気のことです。どれも遺伝しやすい疾患です。

COLUMN

抗IgE抗体によるぜん息治療

IgE抗体がぜん息を発症させ、重症化させることはすでにお話ししました。血清中（血液中）のIgEの量が多く、吸入ステロイド薬などを工夫して使ってもコントロールができない重症のアレルギー性ぜん息の人に限って、このIgE抗体の作用を抑えるたんぱく質（抗IgE抗体・オマリズマブ）で治療することがあります。この抗IgE抗体製剤を用いた療法は副作用の点でも安全であるといわれていますが、国内ではまだ当分、一般的に用いられる段階にはありません。

第2章 なぜアレルギーの病気がふえているのか

大気汚染の進行

アレルギーの病気が増加する原因は、表13のように考えられています。なかでも大気汚染の進行が、最大の原因です。特にディーゼル車の排出ガスには発がん性がある粒子状物質（PM）と、呼吸器疾患の原因とされる窒素酸化物（NO_x：ノックス）が多量に含まれていて、ノックスが私たちの体をア

なぜアレルギーの病気がふえているのか
1）**大気汚染の進行** （窒素酸化物の増加、ディーゼル排出粒子）
2）**食生活の変化** （卵、牛乳、大豆の消費量の増加）
3）**家屋構造の変化** （家屋内のダニやカビの増加）
4）**精神環境の変化** （家庭問題、学校問題）
5）**アレルギー素因の増加** （抗生物質使用の増加、感染する機会の減少、食品添加物、農薬）

表13

レルギー体質、つまりIgE抗体を作りやすい体質にしているのです。国も「自動車NO_x・PM法」を作り、この排出を減らそうとしています。

食生活の変化――肥満とぜん息

肥満者はぜん息になりやすく、肥満の原因は主に運動不足と食生活の変化です。今の洋食中心の食事を、和食に戻すことです。ところが、診察室でこの話をすると、「和食って何ですか?」と真顔で若いお母さんが私に質問するのです。ああ、何という世になってしまったのか…。魚、お米、野菜中心の食事です。肉、卵、乳製品ばかりの食事をやめましょう、アレルギー体質になってしまうのですと私は精いっぱいの説明をしています。

家屋構造の変化

私の子ども時代（昭和30年代）はすき間風が入る木造住宅がほとんどでした。夏は暑く、冬は寒かった。こんな環境では家の中にダニもカビもあまりふえなかったことでしょう。でも今はほとんどの家にサッシとカーペット。機密性が高く、温度も快適です。しかし換気も掃除も正しくはされていませんので、この環境はダニやカビ、特にダニにとって大変ふえやすくなりました。昔にくらべ格段にダニの死がいやフンの多い室内で、乳幼児期から暮らし、その結果ぜん息が爆発的にふえることになりました。ダニ対策その他のページをよーくお読みになり、清潔な家になさって下さい。

社会環境の変化

年間3万人以上の自殺者、増え続ける学校でのいじめ、生活苦、今、大人も子どももこれまで経験したことのないストレスにさらされています。ストレスはぜん息、アトピー性皮膚炎などを悪化させます。いったん発症したアレルギー疾患は、強まるばかりでおさまることがありません。

アレルギー素因の増加──抗生物質の多用

衛生環境の向上により、私たちが乳幼児期にかかってきたカゼなどの感染症が減少した結果、今の時代の子どもたちにアレルギーが増加したとする「衛生仮説」の真偽が、最近話題になっています。乳幼児のころから普通のウイルス性のカゼに対してさえ処方されてきた抗生物質の使い過ぎと、アレルギー体質の子どもの増加は関係あるのかもしれません。

私たちは、アレルギー疾患の増加に歯止めをかけるため、今何をしなければならないのか、個人として、社会として。深く考えなければなりません。

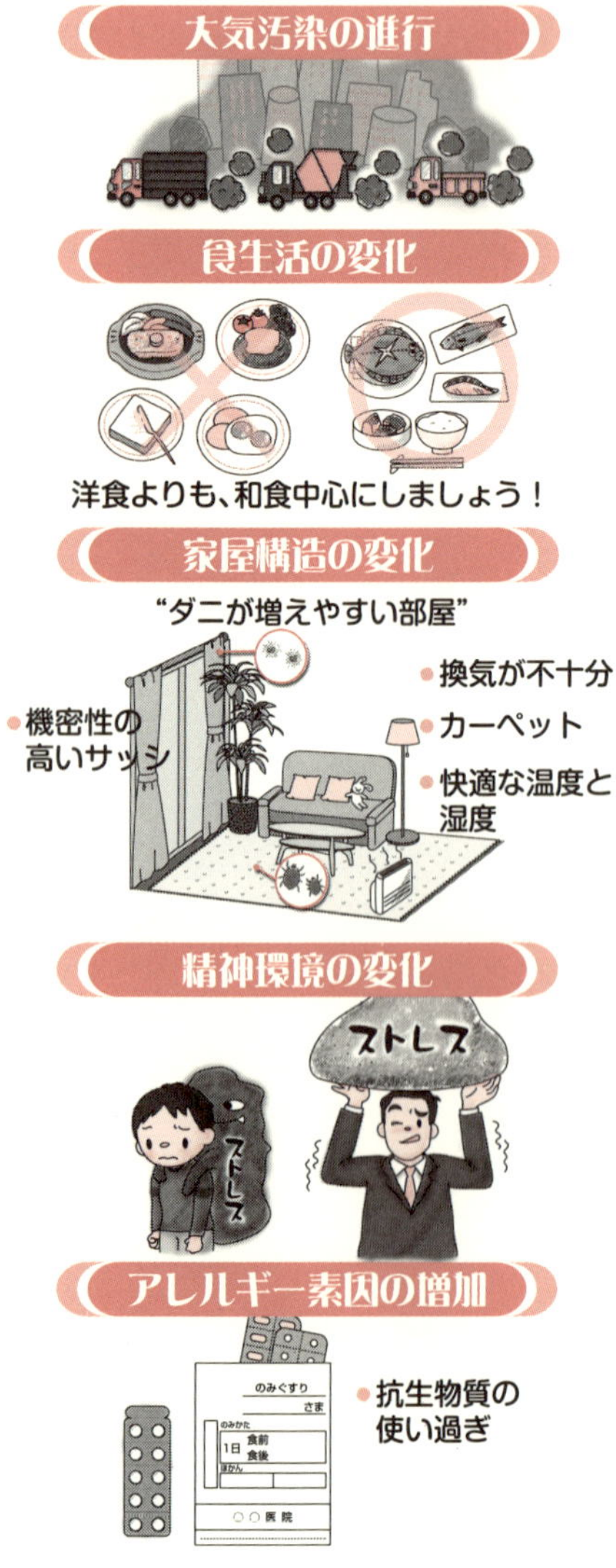

大気汚染の進行
食生活の変化
洋食よりも、和食中心にしましょう！
家屋構造の変化
“ダニが増えやすい部屋”
換気が不十分
機密性の高いサッシ
カーペット
快適な温度と湿度
精神環境の変化
ストレス
ストレス
アレルギー素因の増加
のみぐすり
さま
のみかた
1日
食前
食後
○○医院
抗生物質の使い過ぎ

第3章 なかでもぜん息はふえ続けている

ぜん息にかかっている子どもの割合が、過去最高を更新し続けていることをご存じでしたか？　図16は文部科学省がまとめた平成元年から19年までの調査結果です。幼稚園児から高校生までのすべての学校段階で増加していますね？

ぜん息の子どもの割合は、平成19年には幼稚園で2・23％（元年は0・73％）、小学校で3・91％（同1・04％）、中学生で3・08％（同0・9％）、高校生で1・80％（同0・42％）でした。つまりこの19年間で幼稚園で3倍、小学生で3・7倍、中学校で3・4倍、高校生で4・2倍にもふえているのです。特に最近10年でぜん息患者数は2倍以上にふえています。

厚生労働省によると、ぜん息は小児、成人とも年々増加傾向にあり、小児ぜん息は過去30年間で人口に占める割合が1％から5％に、成人では1％から3％に増加し、小児と成人を合わせて現在約400万人以上がぜん息にかかっているとしています。グラフを見ると平成11年から急増し、平成18年から一段とふえているので、大変心配です。

ぜん息になりやすい年齢は？

1997年からの9年間に、私の診察室に来られた16歳以上のぜん息患者さん（5067名）が何歳でぜん息になったか、調べた結果が図17です。3歳前後と30代の2つの峰に分かれることがおわかりでしょう。そうです。内科医の立場から見ると、2、3歳でぜん息になってしまう小児ぜん息経験者も多いけれど、成人し、働き盛りになって初めてぜん息になる人がとても

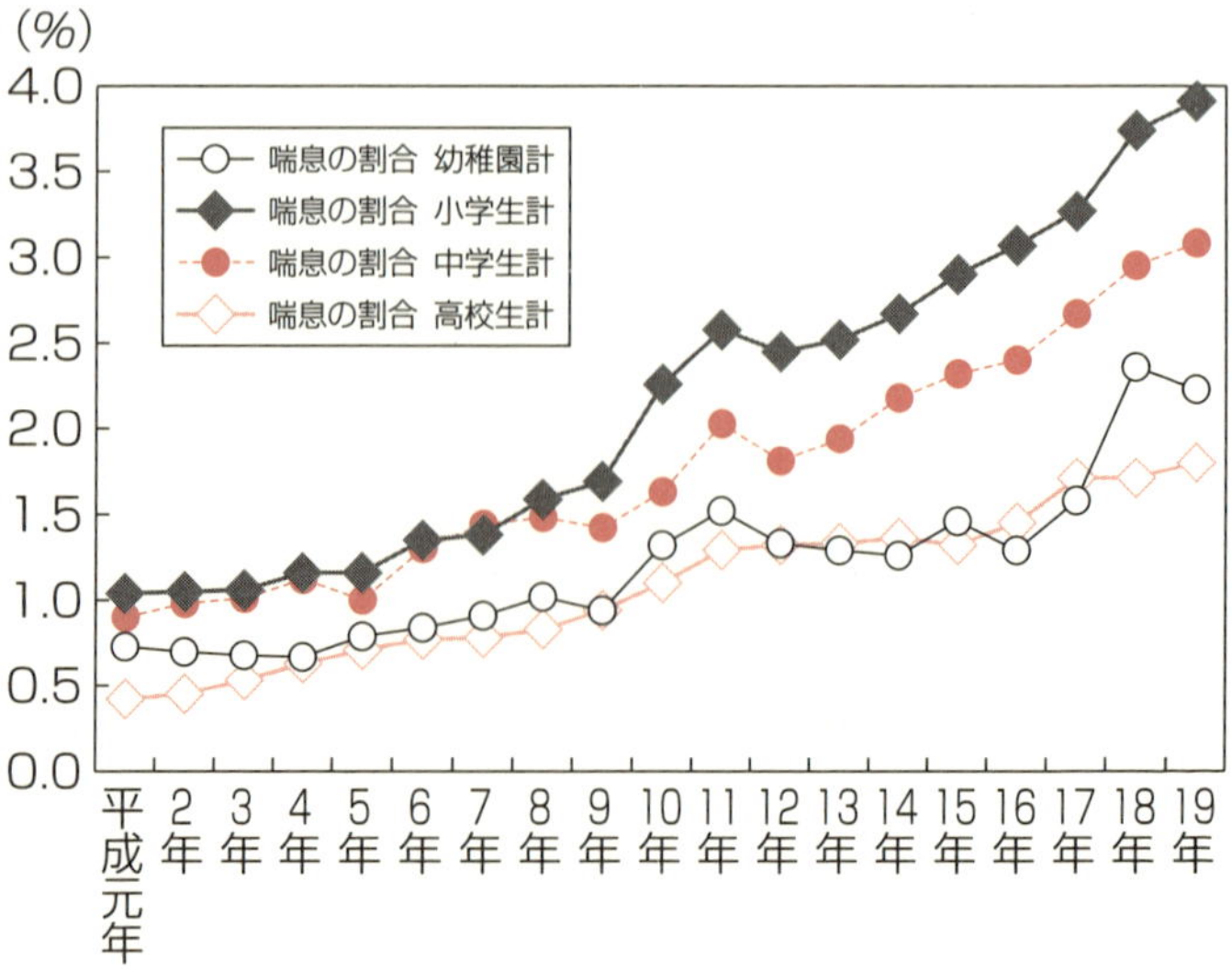

図16　ぜん息の子どもの割合

ふえているのです。ぜん息は高齢になっても発病する病気なのです。発病しないように何歳になっても注意し、予防しなければなりません。

かかった年齢による違いもある

何歳でぜん息になったかで成人のぜん息を分類すると、興味深いことが見えてきます。図18は国立相模原病院の秋山一男先生が提唱された分類ですが、私も16歳以上の患者さんを同じく分類してみました。すると、年々小児発症型の占める割合が減り、成人発症型の占める割合が増える傾向にあるのです（図19）。2000

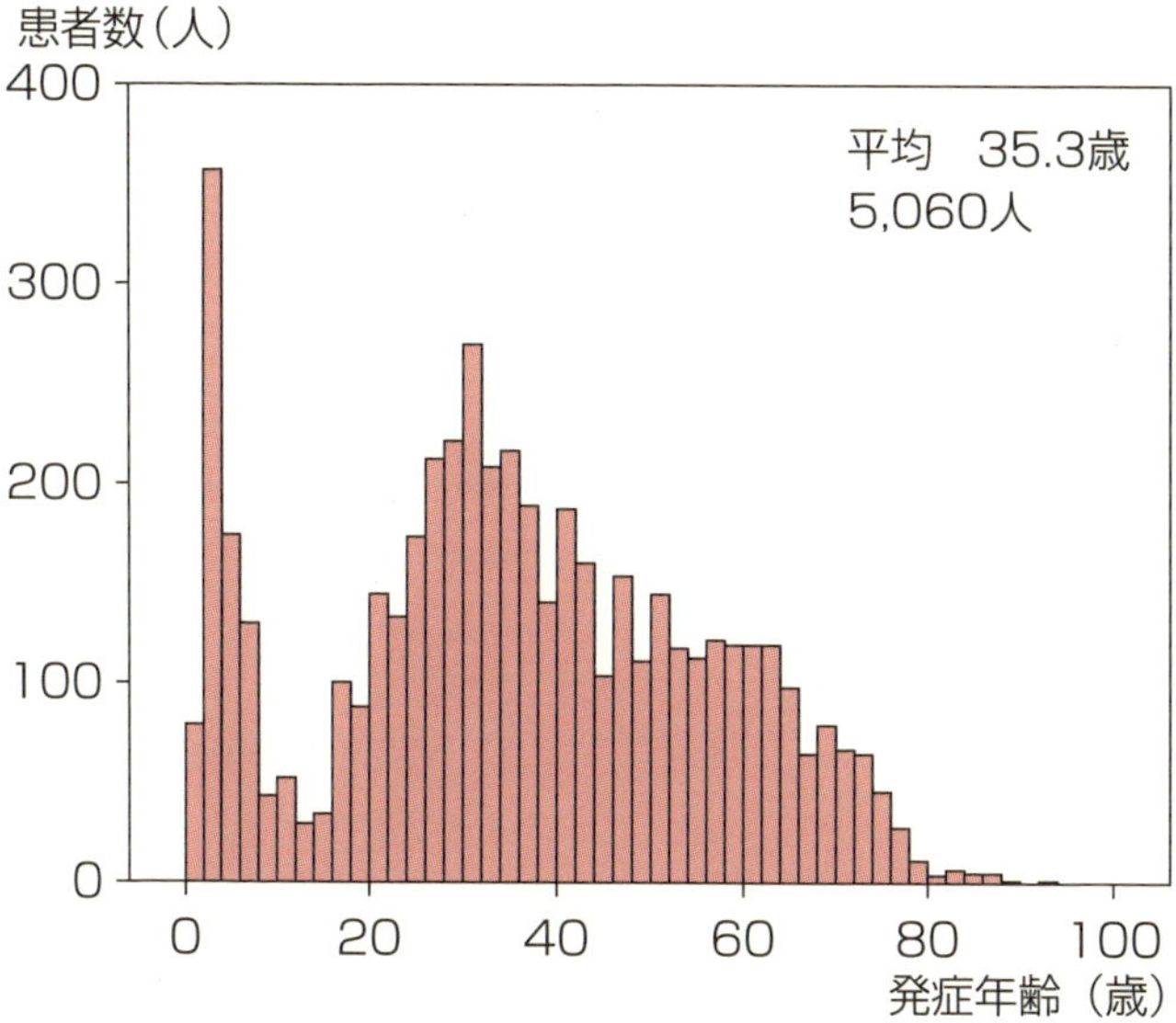

図17　発症年齢の分布（月岡内科医院（1997~2005））
3歳前後と30歳代でふえています

年以降は成人ぜん息の80%以上が20歳以上の発症だとわかりました。ぜん息は、大人になってかかる病気になっているのです。また、小児ぜん息を成人になっても持ちこしている人、いったん治ったけれども成人で再発した人は、成人でぜん息になった人よりも重症であることがわかりました。小児ぜん息がある方は、小児のうちに十分な治療を受けてしっかりと治しておくことが必要です。

成人ぜん息（16歳以上の成人のぜん息）は、発症年齢から次のように分類されている

（A）小児発症ぜん息（15歳以下で発症し、そのままずっと続いている場合）
（B）成人再発ぜん息（20歳以下で発症したが、いったんよくなったが〔最低2年以上無治療で発作がない状態〕その後また再発した場合）
（C）思春期発症ぜん息（16歳〜19歳に発症し、そのまま続いている場合）
（D）成人発症ぜん息（20歳以後に発症し、そのまま続いている場合）
（E）その他

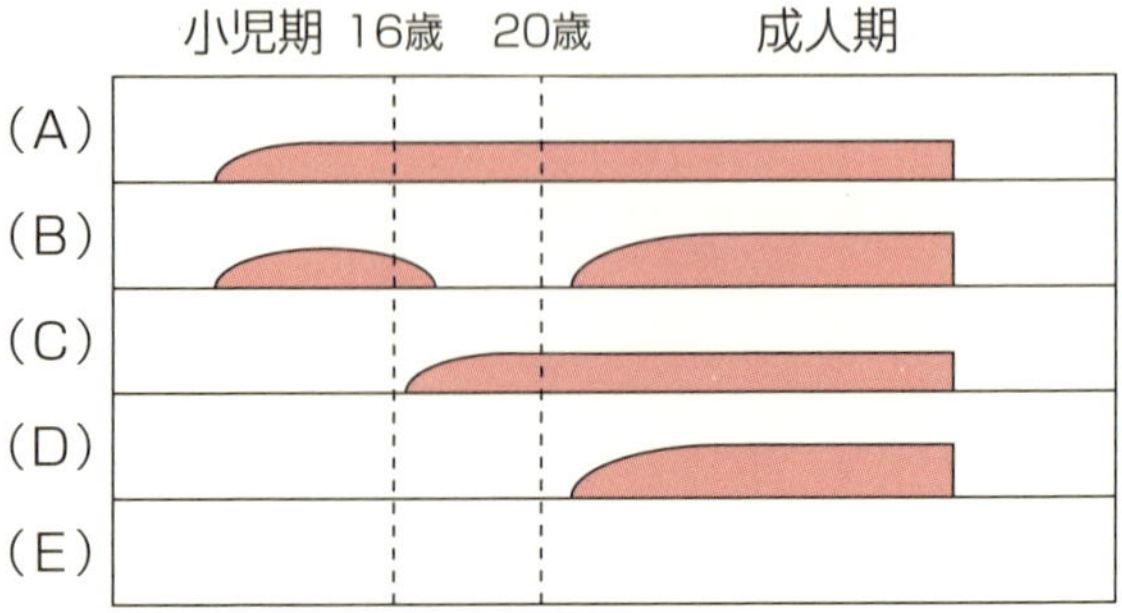

図18　成人ぜん息の発症年齢による分類
（秋山一男、アレルギー、1992）

小児ぜん息があって今治っている人は、再発しないように掃除などで生活環境中のダニを減らし、タバコを吸わず、ワクチンでインフルエンザを予防するなど、十分気をつけて下さい。ところであなたはどのタイプに入りますか?

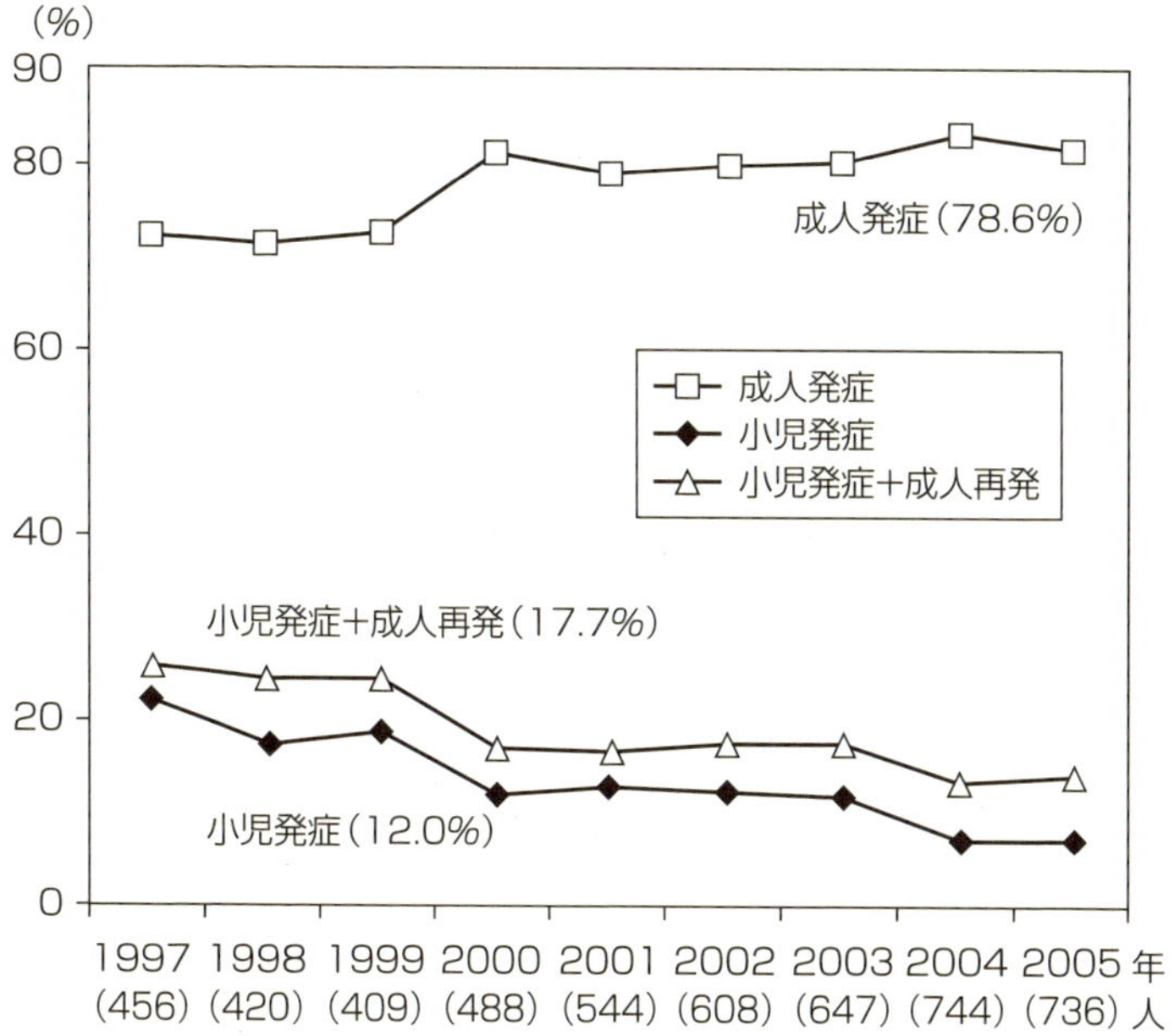

(月岡内科医院の統計 日本アレルギー学会春季臨床大会 会長シンポジウムで報告、2006年)

図19　成人ぜん息の発症年齢による分類とその推移

成人ぜん息の80%以上が20歳をすぎて発症します

咳ぜん息もふえている――空咳だけが続く

ぜん息と同じように咳だけが何週間も2、3カ月も続く病気があります。夜咳で目がさめたり、眠られないこともあります。でも空咳《からせき》、つまり、痰がほとんど出ないのです。喘鳴も息苦しさもないのです。咳発作といって連続する時には、確かに息が苦しい感じがしますが。

私は呼吸器専門医でもありますし、患者さんの年齢を考えて肺がん、肺結核、肺炎、その他ではないか、胸部エックス線写真などで検査します。それも異常がない、でも肺機能検査やピークフロー測定などで、ぜん息と同

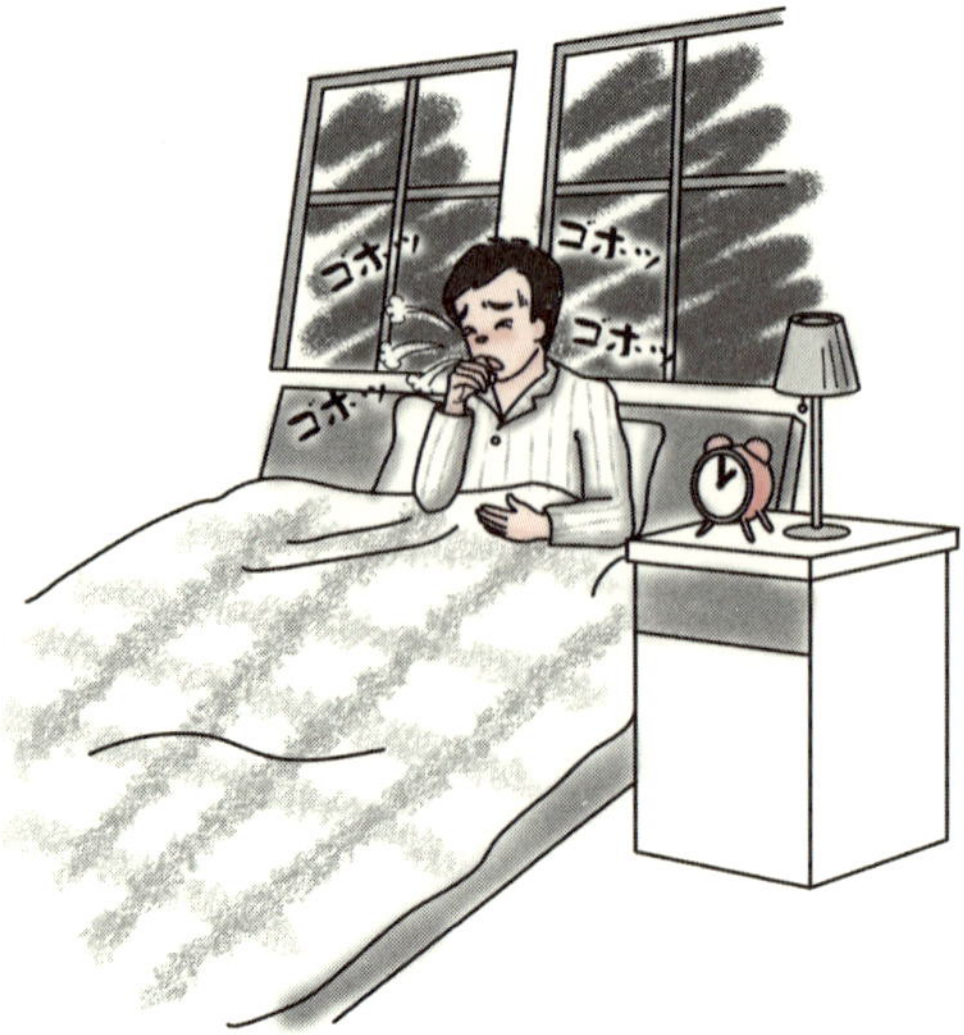

じ検査をすると、気管支がぜん息ほどではないけれど、せばまっているのです。気管支拡張薬が効果があり、痰の中に好酸球がふえている、こんな時は咳ぜん息として治療を開始します。夜中、咳で眠られないなど、症状が重い人も多く、ぜん息同様に吸入ステロイド薬、抗アレルギー薬も併用します。幼児、学童の年齢にもふえてきました。約3割の方がぜん息に進みます。咳ぜん息は、ぜん息の前段階なのです。

第4章

アレルギー性鼻炎・スギ花粉症のこわさ

アレルギー性鼻炎からぜん息に

アレルギー性鼻炎はぜん息と同じ原因で起きることが多く、その鼻の粘膜に起きている異常は「ぜん息の正体」の氷山（93ページ・図14）ととてもよく似ています。アレルギー性鼻炎がある人は、なかった人にくらべて10歳も早くぜん息になっています（表14）。この二つの病気にはとても共通した点が多いのです。

近年、鼻と気管支が一続きの呼吸に必要な器官であるという見方から、アレルギー性鼻炎とぜん息は「一つの気道に起こる一つの疾患」（One Airway, One Disease）という考え方がなされるようになってきました。これは、鼻炎の治療をするだけでぜん息がよくなったという観察が報告されるなど、注目を集めている考え方です。

ぜん息とアレルギー性疾患合併率

ぜん息に悩まされる人に、今までにかかったり、今もあるアレルギーの病気についてたずねますと、アレルギー性鼻炎があると言われる方がとても多いのです(図20)。30歳以下の人は47%、31歳から60歳の人は35%、61歳以上の人は19%がすでにアレルギー性鼻炎にも悩まされていました。アトピー性皮膚炎、アレルギー性結膜炎を含めると30歳以下の人は59%、31歳から60歳の人は40%、61歳以上の人は22%もほかのアレルギー性疾患にかかっていたのです。このことからも、特にぜん息とアレルギー性鼻炎が深くかかわりあっていることがわかりますね?

年齢が若いぜん息の人ほど、すでにアレルギー性鼻炎にかかっている人が多いのです。この場合、両方の治療をすることが体にとって一番よいことです。

アレルギー性鼻炎がある人	29歳
〃 ない人	39歳
アレルギー性結膜炎がある人	27歳
〃 ない人	36歳
アトピー性皮膚炎がある人	20歳
〃 ない人	37歳

(月岡内科医院の統計、日本アレルギー学会春季臨床大会・会長シンポジウムで報告。2006年)

表14　ぜん息になった人の平均年齢

(16歳以上の5,067人:平成9〜17年)

ぜん息とアレルギー性鼻炎の治療は?

病気の起き方がとても似ているので、治療も共通する点が多いのです。ぜん息では2種類の薬を使うのでしたよね? コントローラー(長期管理薬・いったんおさまったよい状態を、長く保つ薬)とリリーバー(発作治療薬・今起きている症状をとる薬)です。治すのに大切なのは、コントローラー(長期管理薬)です。その内容は気管支の粘膜に起きているアレルギー性の炎症を抑える薬で、吸入ステロイド薬、ロイコトリエンという炎症を起こす物質を抑える内服薬などです。

アレルギー性鼻炎の治療薬も、特にコントローラー(長期管理薬)は吸入ステロイ

年齢が低くなるほど、AR、AD、AC、アレルギー性疾患全体の合併率は増加する

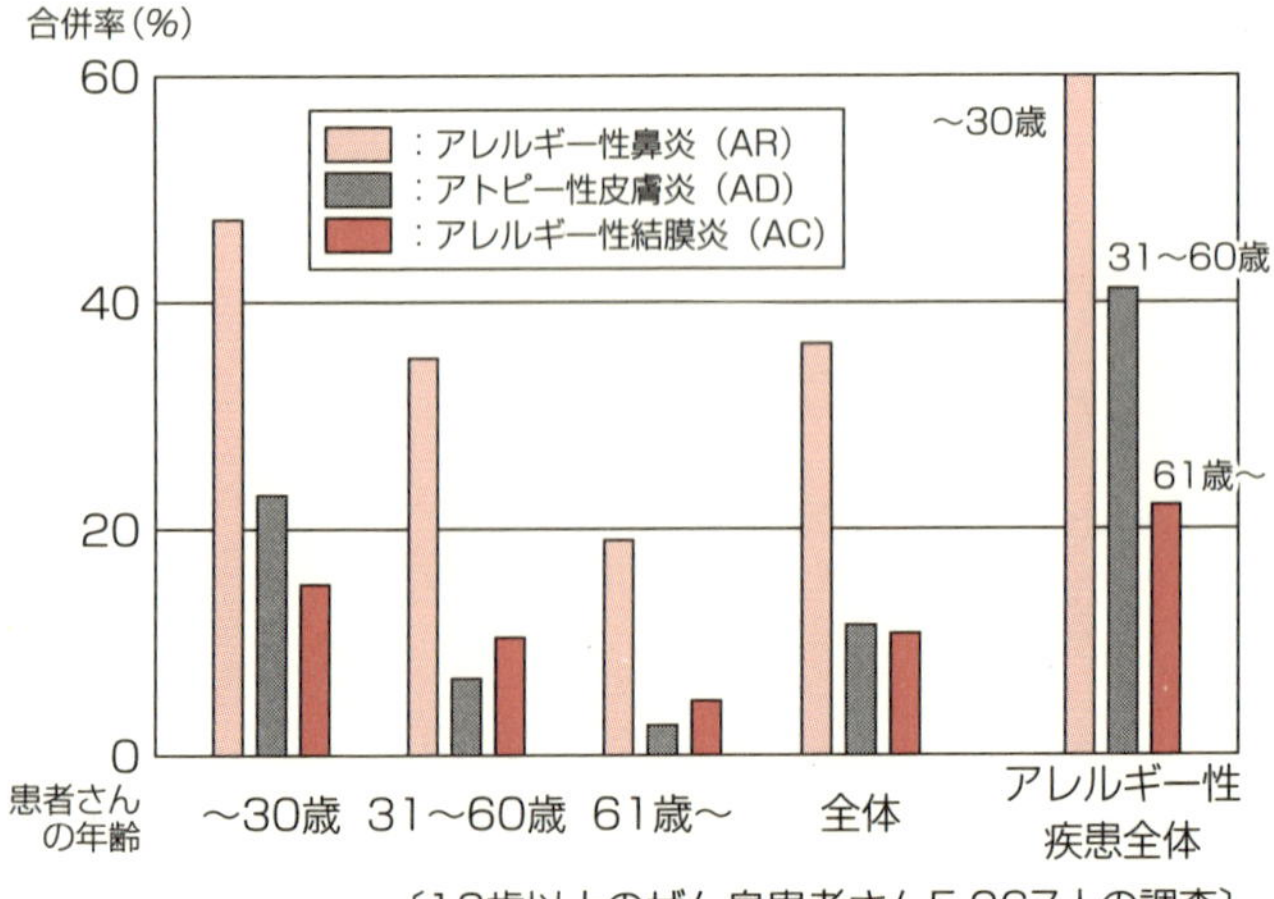

〔16歳以上のぜん息患者さん5,067人の調査〕

図20　ぜん息とアレルギー性疾患合併率

ド薬を鼻用にしたもの、抗ロイコトリエン薬（ロイコトリエンという、強力な炎症を気管支と鼻の粘膜に起こす物質を抑える内服薬）、それにロイコトリエン以外の炎症を起こす物質を抑える抗アレルギー薬などです。抗ロイコトリエン薬（「オノン」「キプレス」「シングレア」「アコレート」）は結果的に1剤で鼻と気管支の炎症を同時に抑えることができるものです。

ぜん息にかからないために、悪化させないために

冬が近づくと、インフルエンザにかからないように、大勢の方がワクチンの予防接種に来られます。インフルエンザにかかると、体に大きな負担となるからです。

アレルギー性鼻炎になると、ぜん息にまでなる

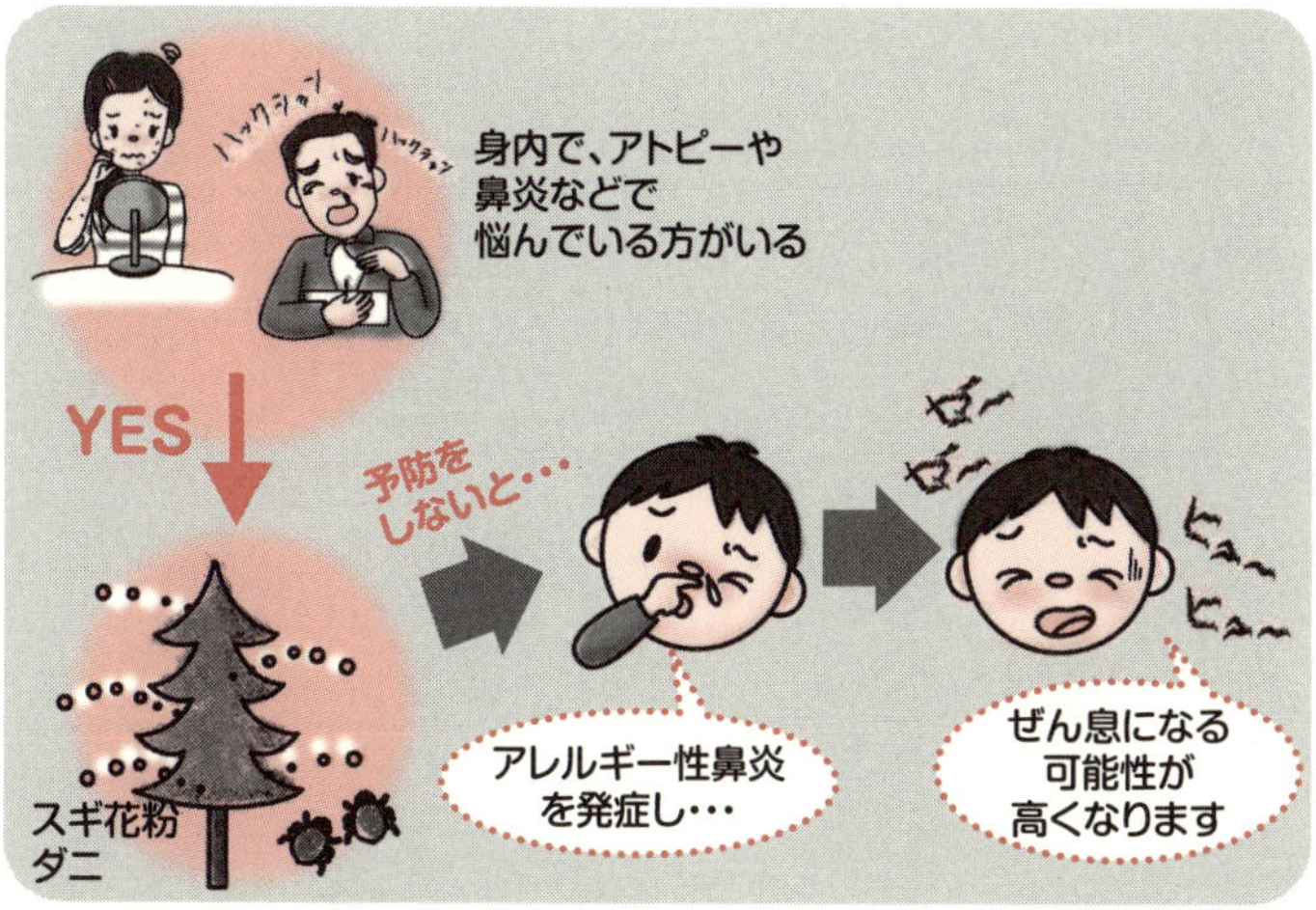
身内で、アトピーや
鼻炎などで
悩んでいる方がいる
YES
スギ花粉
ダニ
予防を
しないと・・・
アレルギー性鼻炎
を発症し・・・
ぜん息になる
可能性が
高くなります

人が多いのに、どうして皆さんはアレルギー性鼻炎にならないよう、予防しないのでしょう。鼻炎の原因は主にホコリの中のダニの成分と、日本ではスギ花粉です。スギ花粉症の人は毎年3月、4月に精いっぱい花粉を避ける努力をされますが、まだスギ花粉症でない人は平気で何の予防もしません。自分は絶対にならないと思っているのでしょうか。

身内にぜん息、鼻炎、アトピー性皮ふ炎などで悩まされている人がいる方は、ダニ、スギ花粉を避け、スギ花粉症などのアレルギー性鼻炎にならないよう予防しましょう。それはぜん息の予防にもつながります。

COLUMN

インフルエンザワクチンについて

インフルエンザにかかるとぜん息発作が起き、重症化しやすくなります。米国ではぜん息患者に毎年のワクチン接種をすすめています。日本でも同様です。現在のインフルエンザの不活化ワクチンには副作用がほとんどなく、小児から高齢者までぜん息患者さんに安全に使用できます。急性発作でステロイド薬を5日間ほどのんでいる時でも、その効果は影響されません。ただ、現行のワクチンには卵白アルブミンの成分がわずかに入っているおそれがあるため、卵を食べたあと重いアナフィラキシーが起きたことがある小児の場合、アレルギー専門医の小児科医の判断に従って下さい。

なおインフルエンザワクチンは、妊娠のどの時期に接種しても安全であると考えられています。ぜん息ではない妊婦さんも、安心して接種を受けて下さい。胎児に何ら悪影響を及ぼしません。

第5章 タバコのこわさ、禁煙の大切さ

タバコの煙はぜん息を発病させ、治らなくすることが広く知られています。でもぜん息になってからも、禁煙しない、できない人たちが多いのです。タバコのこわさを幾つか紹介します。

1．自分がタバコを吸っている場合

タバコを吸わない人にくらべて

①ぜん息になりやすい。特に血縁者がぜん息の場合、なりやすくなります。

②すでにぜん息になっている人は、喫煙で発作やゼーゼーが起きやすくなります。症状

がない時でも、肺機能検査、ピークフローの値が低下しています。気管支が、刺激に一層敏感になります。
③吸い続けると、ぜん息が一層重くなります。薬が効きにくく、軽症者でも吸入ステロイド薬の効果がみられないとの報告があります。未成年者の場合、肺の成長が悪くなります。

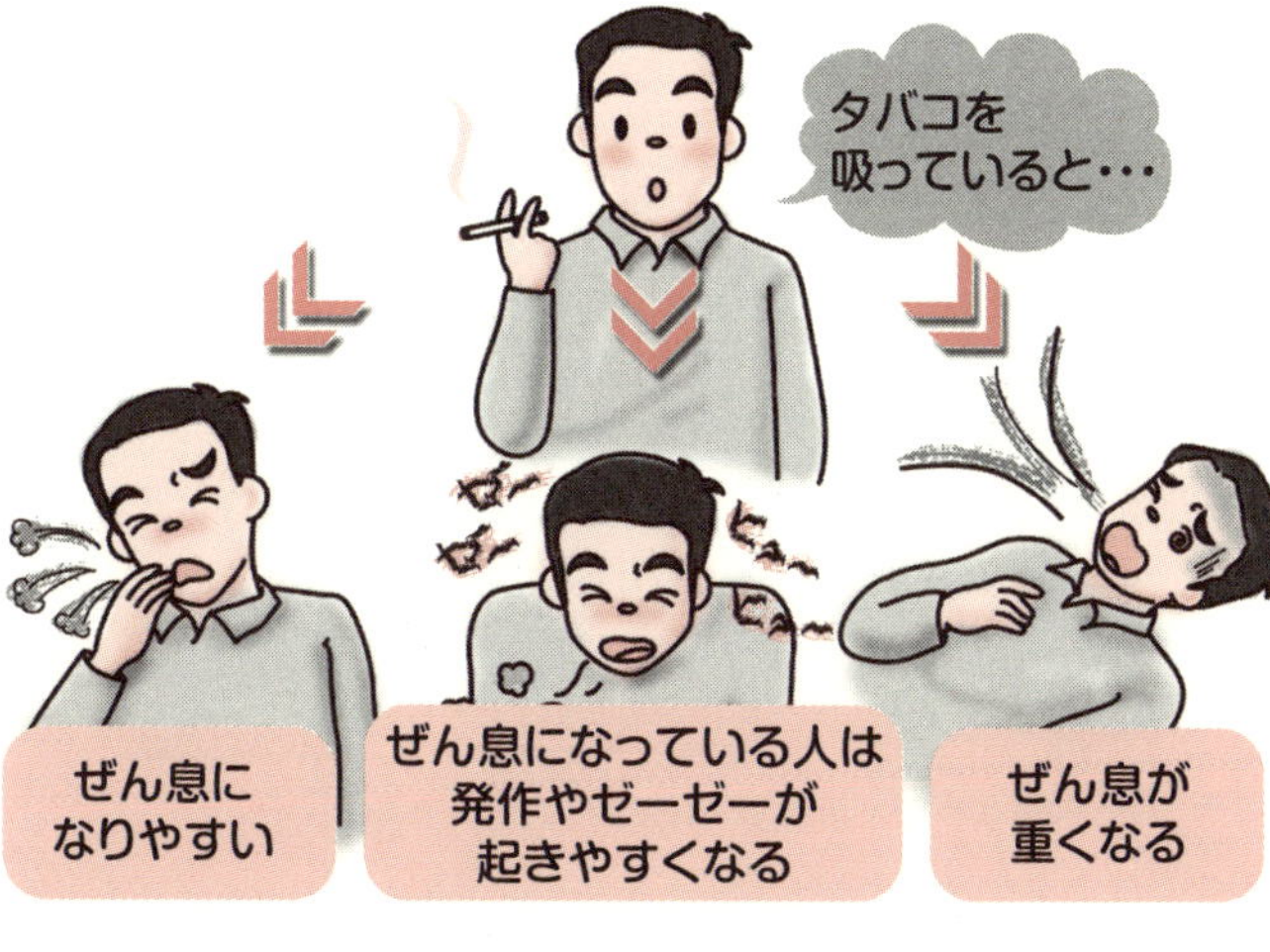
タバコを
吸っていると・・・
ぜん息に
なりやすい
ぜん息になっている人は
発作やゼーゼーが
起きやすくなる
ぜん息が
重くなる

2．自分は吸わないが、人にタバコの煙を吸わされる場合

受動喫煙、あるいは間接喫煙と呼ばれます。

ぜん息がある人の場合

①発作を起こしやすく、その発作が重くなります。

②肺機能が悪化し、気管支がさらに刺激に敏感になります。特に乳児は小児、成人より気管支が敏感になります。

③吸わされ続けると、ぜん息が治りにくく、重くなります。肺機能検査の数値が悪化します。特に小児ぜん息の子どもでは、深刻な影響がみられます。

ぜん息がない人の場合

①乳児、小児がぜん息になりやすくなり

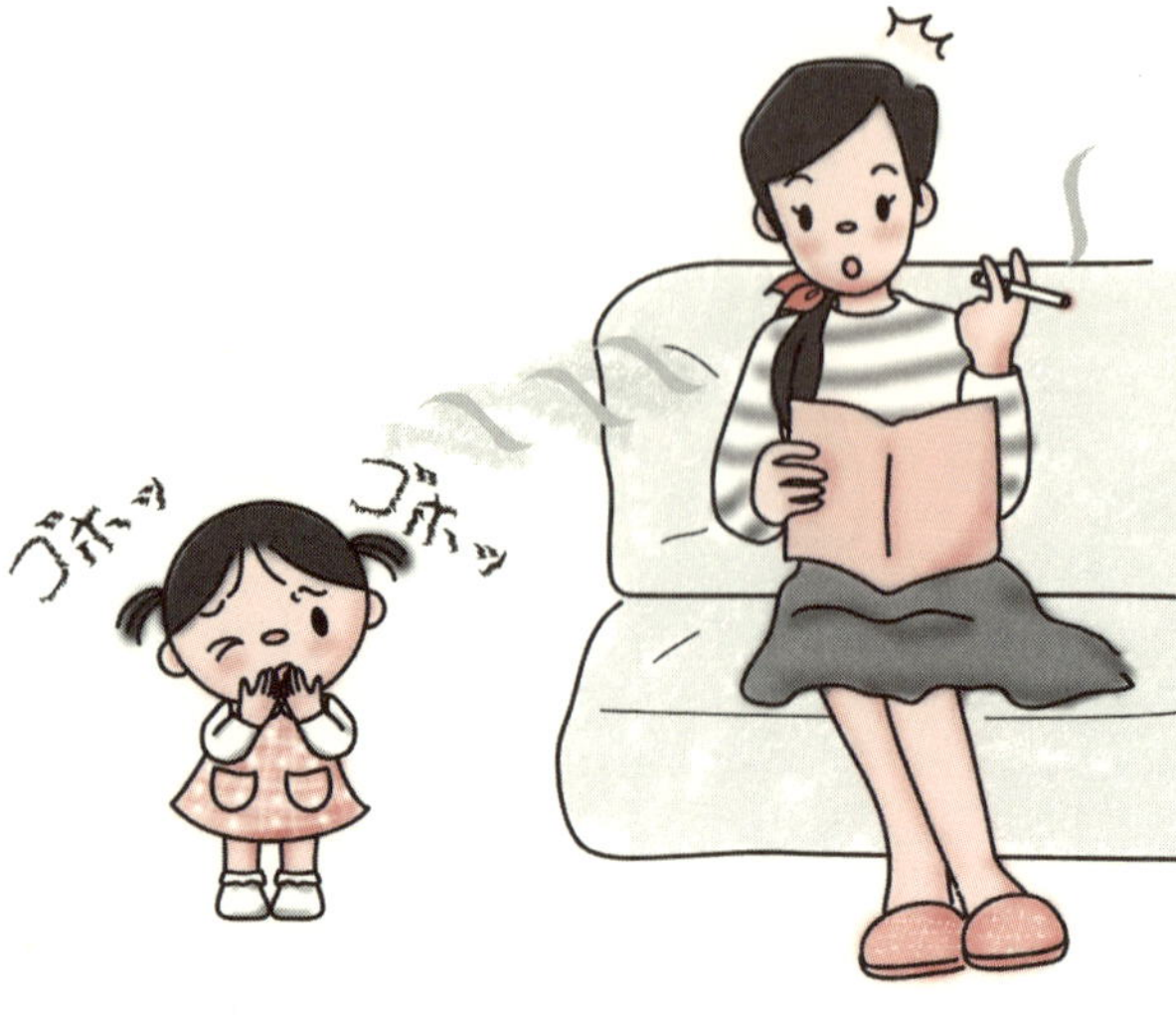

ます。カゼ、肺炎などにかかりやすくなってしまいます。

②片親よりも両親そろって喫煙すると、小児は一層ゼーゼーしたりぜん息になりやすくなります。特に母親が喫煙すると、ぜん息になる割合がとても高くなります。幼い子どもたちは母親と一緒にいる時間が長いため、父親より母親が吸うタバコの煙の影響を受けやすいのです。子どもの肺機能が悪化し、気管支が刺激に敏感になります。

喫煙者がまわりに吸わせるタバコの煙（副流煙という）は、本人が吸い込む煙よりも高温で、毒性が強く、気管支を刺激する物質の濃度は数十倍にも濃くなるからです。

3. 妊娠中の喫煙

おなかの赤ちゃんの肺の発達を悪くします。生後1年以内に赤ちゃんがゼーゼーする割合は、喫煙しない母親から生まれた赤ちゃんの4倍も多いといわれ、大切な赤ちゃんがぜん息になりやすくなります。

喫煙する母親の臍帯血《さいたいけつ》の中のIgEが上昇していることが知られています。

ただ幸いなことに、禁煙すれば本人も母親も周囲の成人、乳幼児、小児も、すべてこれらの影響からのがれることができるのです。喫煙のこわさと、そして禁煙の大切さを理解して下さい。

私がまとめた5000人以上のぜん息患者さんでも、喫煙者は4歳以上若くぜん息が始まり、ぜん息が重く、肺機能検査、ピークフローの値が低く、血清IgE値が高くなっていました。1年以上禁煙している人、全く吸わない人の順にこれらはよくなっていました。ですから全員に禁煙を強くすすめます。

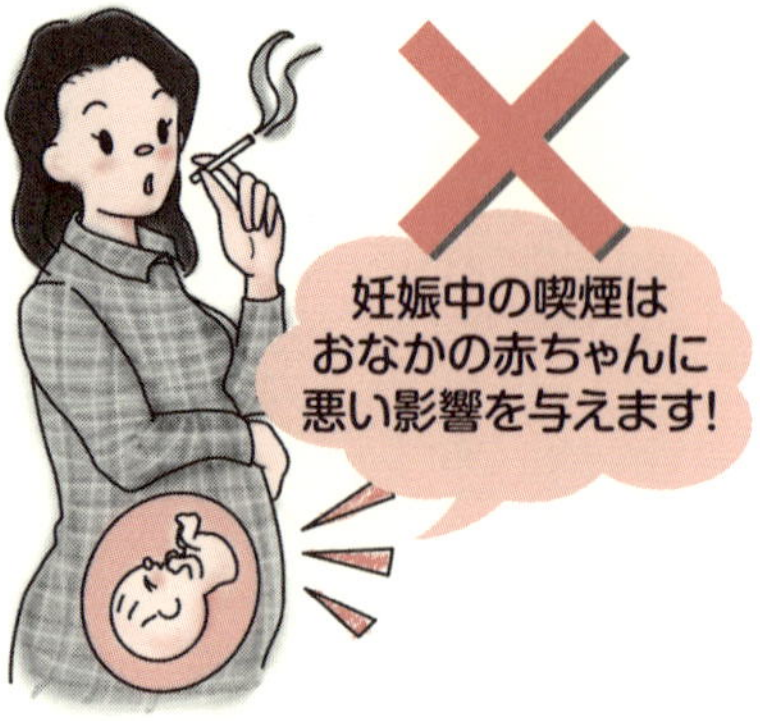
妊娠中の喫煙は
おなかの赤ちゃんに
悪い影響を与えます!

第6章
私赤ちゃんが欲しい、安心して授乳したい

point!

妊婦さんはぜん息になりやすいのです

ぜん息は、妊婦さんの3・7～8・4%にもみられる、もっとも気をつけなければならない病気の一つです。妊娠してから初めてぜん息になったというお母さんが、少なくないのです。普通この年代の女性がぜん息になる割合は、多くても3～3・5%にすぎません。上手に管理しないと、お腹の赤ちゃんの発育に、悪い影響が出てしまいます。

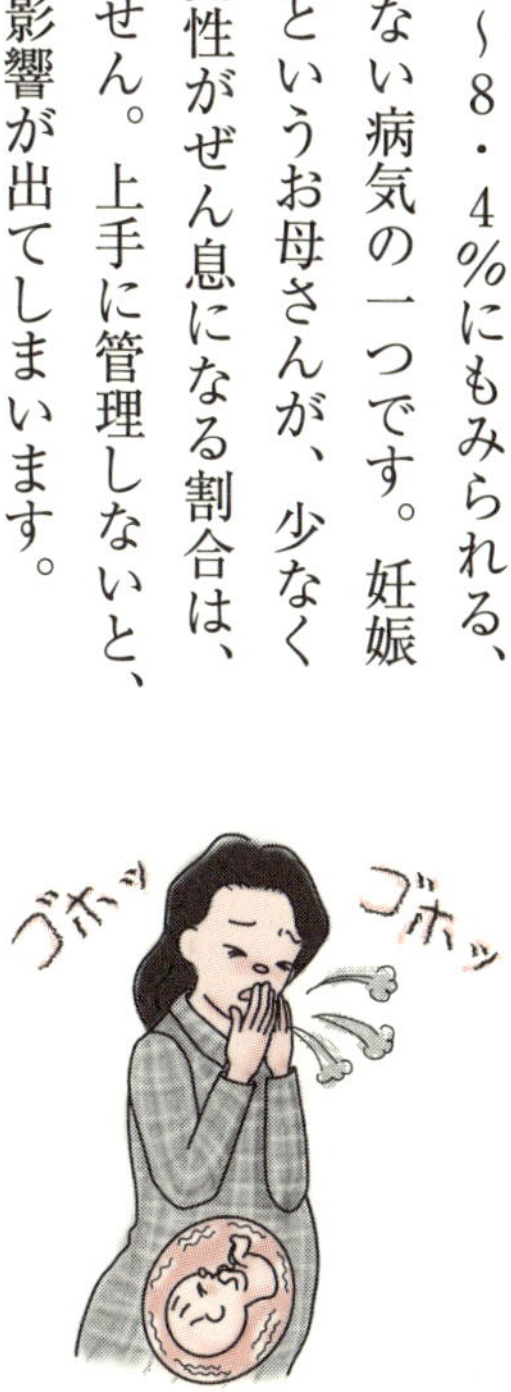

妊娠の時期によって、お母さんのぜん息の重さは変わります。妊娠24～36週で悪化しやすく、37～40週では軽くなるという報告があります。再び妊娠すると、前回の妊娠の時と同じ経過をたどることがほとんどです。

お母さんがぜん息を治療しないと…

妊娠中の赤ちゃんの死亡率、死産になる割合が高くなることが知られています。生まれた時、低体重児である割合もふえます。これらは、お母さんのぜん息が重いか軽いかにもよりますが、お母さんの体の血液が、ぜん息のために、慢性的に低酸素状態になっているのが主な原因と考えられています。こわいのは、お母さんが慢性のぜん息症状になれていて、血液の中の酸素が少ないのに、息苦しいと感じないでいることです。赤ちゃんの脳と体は、お母さんよりももっと敏感に、酸素不足を感じるしくみになっているのです。赤ちゃんには十分な栄養と酸素を与えて、順調な成育を見守りましょう。

妊娠中は吸入ステロイド薬を必要最少量使おう

世界中の医師が最も信頼し、参考にしているものがあります。それは米国食品医薬品局（FDA）のもので、安全面から妊娠中の使用について、A、B、C、D、Xと5つに分類しています。Aの薬は最も安全で、ヒトの妊娠初期3カ月間の対照試験によって赤ちゃん（胎児）への危険性がないと証明されているもの。その後の妊娠期間においても危険が生じる根拠がない薬のことです。Bは、動物試験では赤ちゃんに危険性がないことがわかっているが、ヒト（赤ちゃん）に対しては安全確認試験が行われていない薬、あるいは動物試験では危険性は認められているが、対照ヒト試験では認められていない薬のことです。Cは適切な動物試験またはヒトの試験は行われていないか、ヒトのデータは入手されておらず、利益が、潜在的危険よりも大きい場合のみ使用が推奨される薬です。Dはヒト胎児に危険がある証拠があるが、ある種の状況（例：生命をおびやかす状態など）では利益の方が危険を上回るとして使ってもよい薬。Xは胎児への危険が薬を使う利益よりも上回るもので使いません。

吸入ステロイド薬では「ブデソニド（パルミコート）」がBのほかは、その他のほとんどの薬剤がCに分類されます。「ベクロメタゾン（キュバール）」「ブデソニド（パルミコート）」についてはすでに安全性が確認されています。「フルチカゾン（フルタイド）」「シクレソニド（オルベスコ）」はまだ胎児に対する安全性が確認されていませんが、これまでの経験から安全だと考えられています。ですから、現在使用中の吸入ステロイド薬でぜん息がおさまっていれば、薬を変える必要はありません。ただ、授乳婦さんには「パルミコート」をおすすめします。母乳中への薬の移行がほとんどないことが確認されているからです。

大人のぜん息治療の中心は、妊婦さんであってもなくても、吸入のステロイド薬です。もう30年以上も前から、世界各国でこの吸入ステロイド薬がぜん息管理に欠かせない薬として用いられています。

妊婦さんが一番心配する吸入ステロイド薬についての効果と安全性は、もうお話ししましたね（45ページ参照）？

そのほかに使う薬

妊婦さんであっても、ぜん息治療に用いる主な薬はほぼ同じです（43ページ・表4参照）。でも、妊婦さんには、抗アレルギー薬の内服は、ほとんどおすすめしません。テオフィリン薬も、場合により用いるだけです。治療の中心となるステロイド薬は、吸入薬で使えばとても安全なことはすでにお話ししましたね。そのほかのぜん息治療薬も、吸入で用いることが基本です。お母さんのぜん息の重症度に合わせて、専門医の先生が一層安全な使い方を説明し、指導してくれることでしょう。

point!

追加の薬も吸入で使いましょう

妊娠の時期と赤ちゃんの感受性

妊娠してから4週から7週末までは、お母さんの使う薬に赤ちゃんが最も敏感な時期です。15週たつと、赤ちゃんの体（器官）はほぼつくりおえられます。お母さんは体調に気をつけて、カゼ薬や頭痛薬を使わないでよいようにして下さい。解熱鎮痛剤を妊娠後期に使うのは、もっとも危険です。ぜん息症状がある場合は、吸入薬で治療なさって下さい。

16週をすぎると、赤ちゃんの体がどんどん発育し始めます。この時期に、赤ちゃんの発育を遅らせる心配がある薬を、私たちはお母さんにお渡ししません。

授乳期の注意

ほとんどの薬は母乳の中に入りますが、その量は一般に、お母さんがのんだ薬の量の1％以下という、ごくわずかなものだといわれています。またお母さんが薬をのむと、お母さんの母乳中の薬の濃度が一番高くなるのは2～3時間後です。ですからお母さんは、お薬を使う直前か、直後に授乳すれば赤ちゃんは一層安全です。

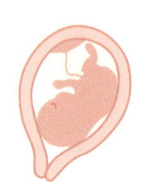

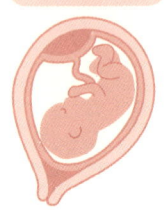

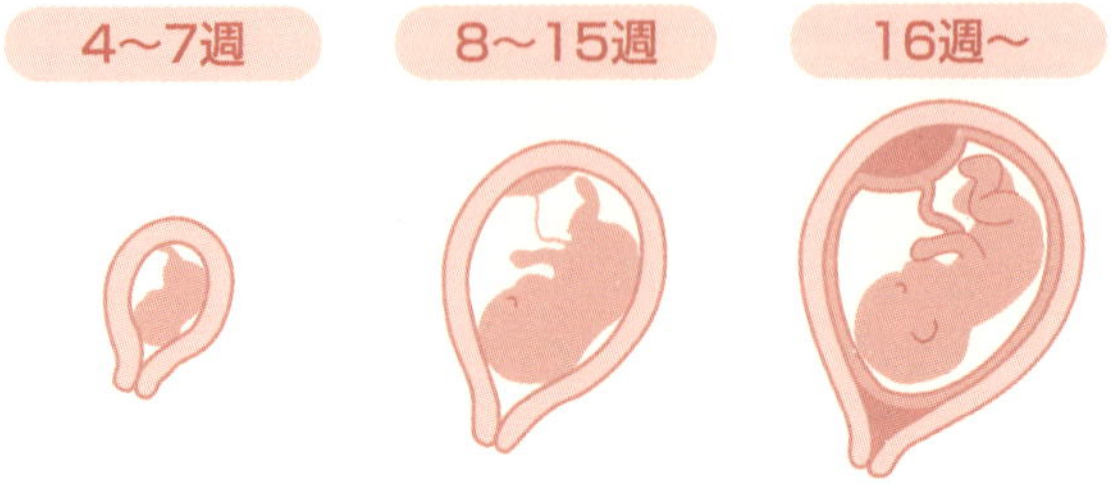

（月岡一治著「妊娠・授乳とぜん息治療」：『新薬と臨牀』（株）医薬情報研究所より）

第7章 検査結果を役立てよう

ぜん息の血液検査の中で①アレルゲン検査、②血清IgE検査、③白血球の一種の好酸球数の検査は、診断と治療に大変役に立ちます。

アレルゲン

①アレルゲンは、アレルギー（ぜん息発作など）を引き起こす原因物質です。主要な原因を知ってそれを避けることは、治療と予防に大変役に立ちます。原因がわかったなら、可能な限り体内に入らない（吸入しない）ようにしましょう。ダニなら掃除その他、ペットなら室内に入れない、犬猫はシャンプーするなどです。すでにこまかく説明をいたしましたね。ペットぜん息は中等症以上の重いぜん息になり、ペットがいなくなると完治する例が多いのです。

アレルゲン検査の結果は、必ず医師からもらって下さい。費用もかかり、頻回に繰り返し検査する必要がないことが多いからです。結果だけ伝えて、それに対してどう注意したらよいのか明確に指導できない医師は、検査を受けられた患者さんのお役には立てません。

血清IgE

②血清IgE値は、私たちの体が作る5種類の免疫グロブリン（101ページ参照）の一つでしたね？　しかしこのIgEは、たくさん作られてしまうとアレルギー反応を起こすものです。成人では、IgEがふえるほどぜん息が重くなる傾向があります（図21）。高い値の人は、ぜん息治療を長く続けることになります。総IgEの年齢別参考基準値は1歳未満20IU／ml以下、1～3歳30IU／ml以下、4～6歳110IU／ml以下、7～15歳170IU／ml以下、16歳以上300IU／ml未満です。ぜん息では多い人で2000～3000IU／mlですが、アトピー性皮膚炎を合併すると10000～20000IU／mlにも増加します。治療により減少してきます。

好酸球

③好酸球は細菌感染やステロイド投与で減少します。しかしアレルギー反応が起きるとふえ、ぜん息の原因である気道の炎症を起こす細胞の代表的なものの一つです。ぜん息治療とともに減ってくることが多いので、治り具合と薬を減量する判断の目安にもなります。

健康人の血液中の好酸球数はおおむね350～500／μL以下で、ぜん息やアトピー性皮膚炎でもせいぜい1000／μL以下です。2000／μLを

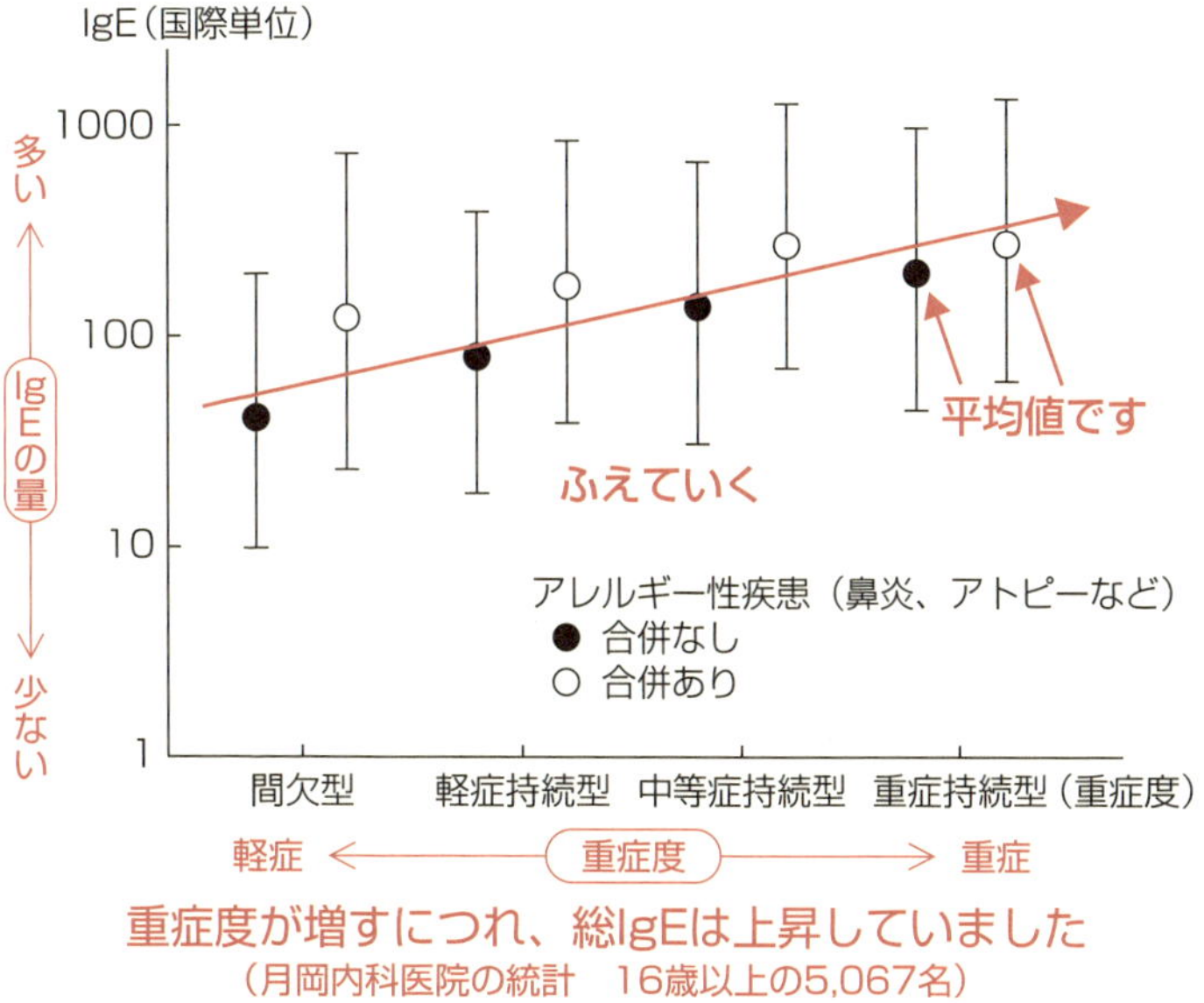

重症度が増すにつれ、総IgEは上昇していました
（月岡内科医院の統計　16歳以上の5,067名）

図21　ぜん息重症度と血清総IgE

超える時は別の病気を考えます。例えばあなたの白血球数が８０００／μLで、好酸球の割合が４％なら、好酸球数は８０００×０・０４＝３２０となります。

ただ、親切な医師でも、患者さんに白血球全体に占める好酸球の割合（％）しか説明しないことが多く、患者さんは正確な好酸球の数を知ることができません。私は検査結果をすべてお渡ししてこの説明をしています。

第8章 色々なぜん息がある

運動誘発性ぜん息って？

運動を始めて数分後にぜん息発作を起こすものです。子どもに多く、中等症、重症者ではよく起こります。運動の種類は、スポーツテストやマラソンなど、タイムを競う長距離走が最も起こしやすいことがわかっています。

原因は、急激な運動開始と、その際の呼吸で体内より冷たい空気を吸い、気道を冷やしてしまうことなどが考えられています。

対策は、運動の30分前にβ_2刺激薬ＭＤＩ（サルタ

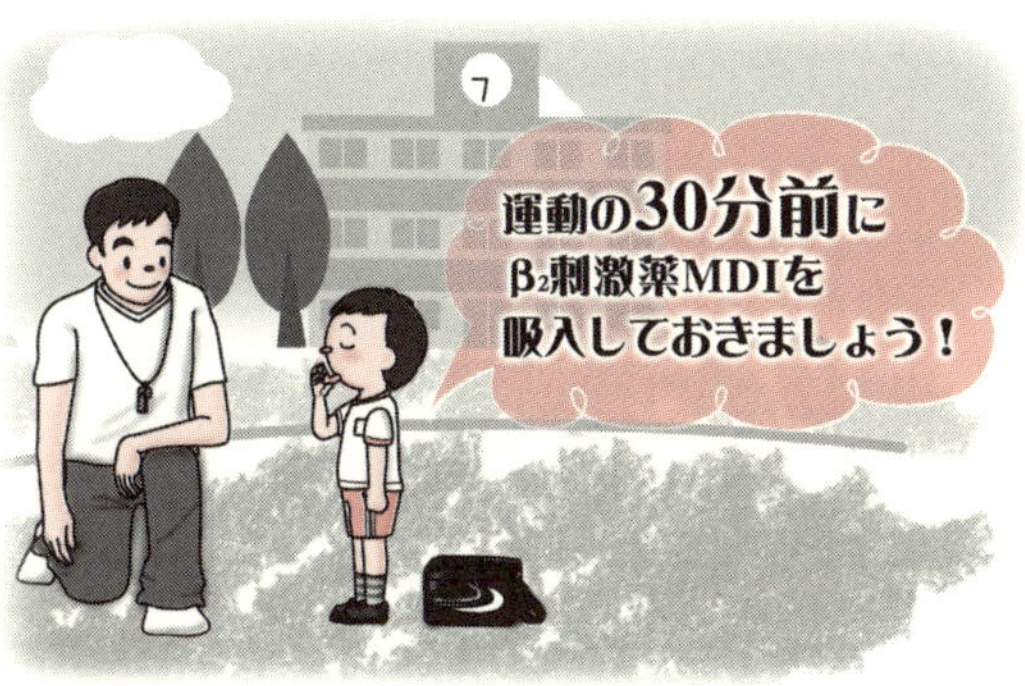
運動の30分前に
β2刺激薬MDIを
吸入しておきましょう！

ノール、メプチンエアーなど）を吸入しておくこと、準備運動から始めて、いきなり激しい運動をしないことなどです。学校行事では、自分のペースで運動し、苦しくなったらすぐに休むことを先生と相談しておきましょう。

アスピリンぜん息って何？

アスピリン（バファリンなど）だけではなく、そのほかのすべての解熱《げねつ》消炎鎮痛剤、一部のカゼ薬などの使用（内服、貼り薬、ぬり薬、坐薬など）で起きるぜん息のことです。薬の使用後数分から1、2時間以内に重症の発作が起こります。呼吸停止することもあります。ぜん息患者さん全体の約1割にみられ、子どもではまれです。

成人では特に女性、慢性副鼻腔炎、鼻茸《はなたけ》（鼻ポリープ）がある人、においがわからない人に多く、中等症、重症のぜん息患者さんの2割から3割以上の人にみられます。一度これらの薬で発作が起きると、これらの薬によって起きるぜん息は一生治らないと考えられています。

アスピリンぜん息の人は、鼻や気管支に強い炎症を起こすロイコトリエンという物質を、解熱鎮痛剤によって体が過剰に作るようになった人なのです。ですからこの炎症を

いろいろなぜん息

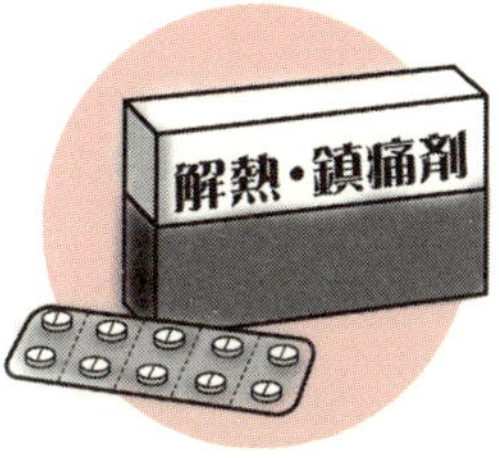

〈アスピリンぜん息〉

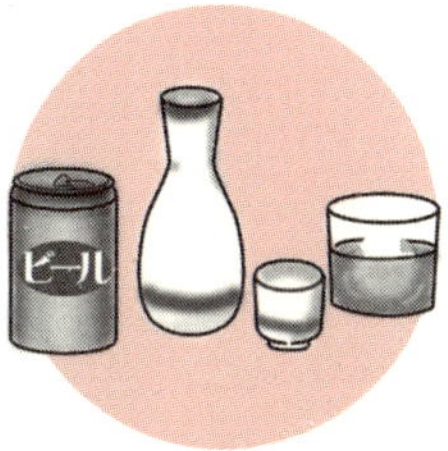

〈アルコールぜん息〉

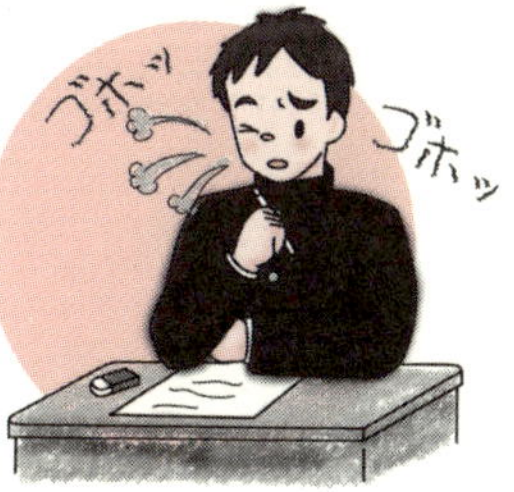

〈思春期ぜん息〉

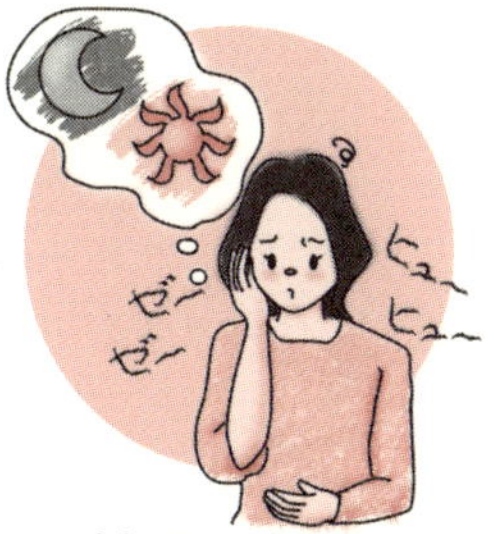

〈生理とぜん息〉

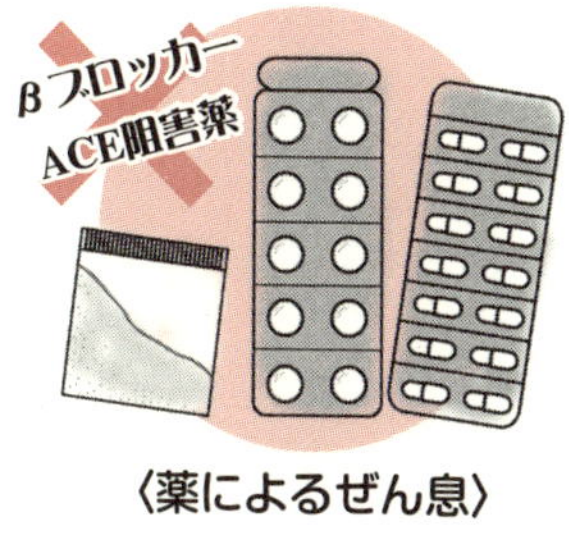

〈薬によるぜん息〉

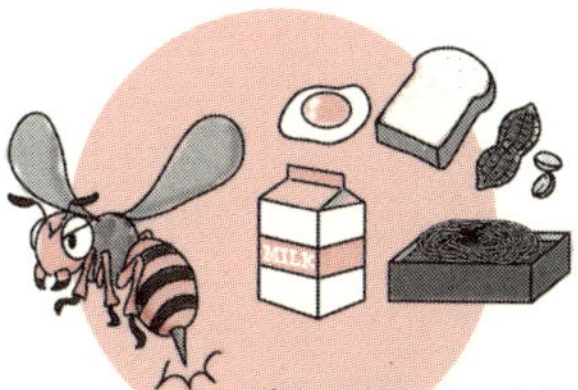

（ハチ刺され、食物）

〈アナフィラキシーとぜん息〉

抑える吸入ステロイド薬や抗ロイコトリエン薬（43ページ・表4参照）を長く使っていると、約2割の人では間違ってこれらの薬を使っても発作が起きないなど、こうした治療薬の進歩に助けられるようになりました。

アスピリンぜん息の方は、食品添加物（黄色4号、5号、赤色2号、102号など）、防腐剤（パラベン）、カレーなどに用いる香辛料、ミント、歯磨きの成分でも発作が起きることがあります。熱、痛みには、ほぼ安全なアセトアミノフェン（カロナールなど、1回300mg以下）、さらに安全な漢方薬など、ほかの薬剤で必要な治療をします。解熱鎮痛剤は非ステロイド性抗炎症薬（NSAIDs・エヌセード）ともいわれます。

ぜん息とお酒—アルコールぜん息

「お酒を飲むとゼイゼイして苦しくなるんです…」。幾人もの方が診察室で私におっしゃいます。「そうなんです。日本人のぜん息患者さんの2人に1人は、お酒で発作が起きます。アルコール誘発ぜん息というんですよ」。アルコール（エタノール）は飲んで血液中に吸収されると、肝臓でアセトアルデヒドに分解されます。これが頭痛や心臓を刺激して動悸などを起こすのです。普通はアセトアルデヒドを分解する酵素があって、酢酸《さくさん》（いわゆる酢《す》）と水に変えてくれるのですが、日本人ではこの酵素を支配する遺伝子が約2人に1人が変異していて、飲酒すると血液中のアセトアルデヒド濃度が上昇してしまうのです。するとある種の細胞が刺激され、ヒスタミンというぜん息発作を起こす化学伝達物質をたくさん放出し、ぜん息の患者さんに発作を起こすわけです。

お酒を飲まない以外の対策は、このヒスタミンの放出や作用を抑える薬（抗ヒスタミン薬といいます）を、飲酒1時間ほど前に内服してもらうことです。新郎・新婦や、歓送迎会の主役にお出しすることがあります。毎日の晩酌に、という人には出しません。薬をのんでまで、あなた、毎日お酒を飲みますか？

思春期ぜん息って何？

思春期から青年期（20代前半）のぜん息患者さんは色々な面で特徴があり、治療と管理に注意が必要なため、思春期ぜん息と呼ばれます。

主な特徴は、①小児ぜん息が自然に治っていくこの時期に発作が多発している人は、成人にまでぜん息を持ち越しやすいこと。②人間関係（親子、友人）、学業、進学、就職など、これまでになかった心理的、社会的ストレスがふえ、喫煙、飲酒、化粧品の使用などぜん息を悪化させる環境となり、生活が乱れやすいこと。③親が言い聞かせて続けてきたぜん息治療を拒否し、自分の管理で行うようになり、治療がおろそかになりやすいこと。④病院、医院をほとんど受診しなくなること。⑤小児期にくらべてぜん息死（ほとんど発作による窒息死）が急増すること――などを挙げることができます。

私たち医師にも、大きな責任があるのです。小児科医と内科医の治療管理方法の違いがあること、「このままでは大人になってもぜん息で苦しむよ」というおだやかで十分な説明を内科医ができないでいることなどです。本人も学業や仕事などがあり、日中休んで受診できないなど、つらい面を持っています。

生理（月経）とぜん息

生理がある女性ぜん息患者さんの20～40％では月経の前あるいは月経期にピークフローが明らかに低下し、ぜん息が悪化します。月経前ぜん息、月経ぜん息と呼ばれています。くわしい原因はなお不明ですが、治療として尿量をふやす利尿剤（ラシックスなど）が使われ、症状が改善しますので、月経前には体液貯留から気道粘膜のむくみが生まれ、そのため気道が敏感になり、ぜん息が悪化する可能性も考えられています。女性の患者さんにとっては切実な問題なのです。あらかじめ利尿剤をのんでおくことで、ぜん息発作から解放されます。

薬によるぜん息・ぜん息に似た咳がある

解熱鎮痛剤以外にも、薬が原因となってぜん息を発症させたり悪化させたりすることがあります。

高血圧症や緑内障の治療にβ《ベータ》ブロッカー（β遮断薬《しゃだんやく》）という薬剤が使われることがあります。ぜん息の方がのむと発作を起こしやすく避けるべきです。ほかの薬に変更してもらいましょう。

高血圧症に用いるACE阻害薬の副作用に空咳があります。咳ぜん息に似た症状になります。ぜん息の方は避けましょう。

胃食道逆流は胃酸が食道から口の方へと逆流するもので、夜間のぜん息の悪化に結びつく場合があります。ぜん息患者さんには一般の方の3倍もこの逆流がみられます。食事と胃酸を抑える薬でよくなります。主治医に相談してみて下さい。

アナフィラキシーとぜん息

アナフィラキシーとは数分で急激に進行する強いアレルギー反応です。原因として減感作療法でのアレルゲン抽出液の注射、食物（鶏卵、牛乳、小麦、そば、エビ、ピーナッツなど）、ハチ刺傷、薬（β・ラクタム系抗菌剤、アスピリンおよび解熱鎮痛剤、ACE阻害薬）、運動などがあります。その症状は皮膚の紅潮、かゆみ、じんましん、血管浮腫《ふしゅ》（まぶたや唇が腫《は》れあがる）などの皮膚症状のほか、呼吸困難、喘鳴、無呼吸などの気道症状、さらにめまい、失神、血圧低下、吐き気、嘔吐、胃けいれん、下痢などの消化管の症状です。生命にかかわることがあります。

小麦、エビなどの甲殻類、特定の食べ物を食べて2、3時間以内に運動すると、同様の症状を起こす運動誘発性アナフィラキシーという疾患があります。これは運動するとぜん息発作を起こす運動誘発性ぜん息とは別のものです。

気管支症状が強いアナフィラキシーには酸素吸入、エピネフィリン（ボスミン）の筋注、即効性のステロイド薬注射、気道の確保、補液などが必要で、現在ではエピネフィリン（ボスミン）を入れた自己注射器を常に持っている（処方されている）方もおられます。

ワンポイントレッスン!

ぜん息にかからない、悪化させないためには日ごろからの注意が必要です!

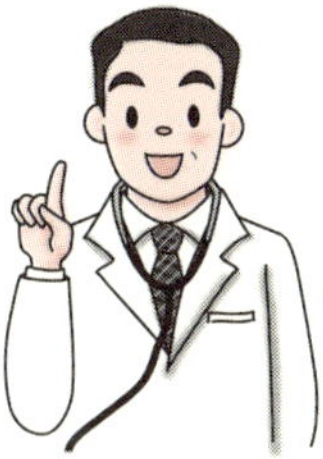

子どもの場合は・・・

ぜったい避けよう!!

花火、線香、キャンプファイヤーの煙!!

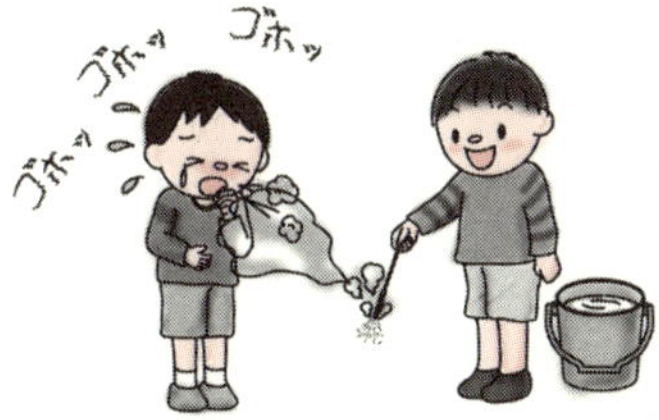

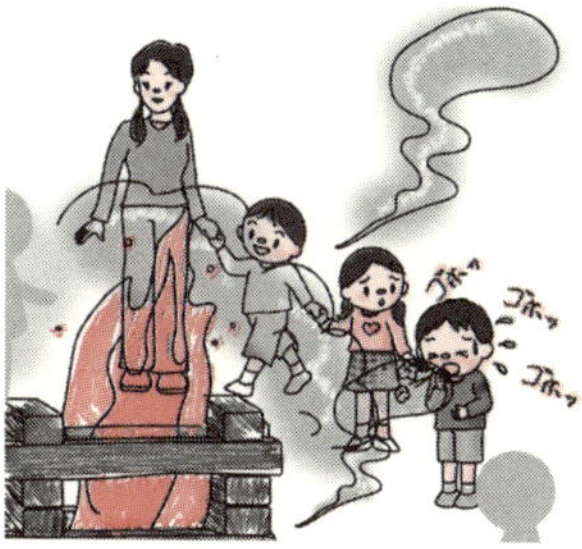

大人の場合は・・・

大人のぜん息の大敵は、かぜと疲労!!

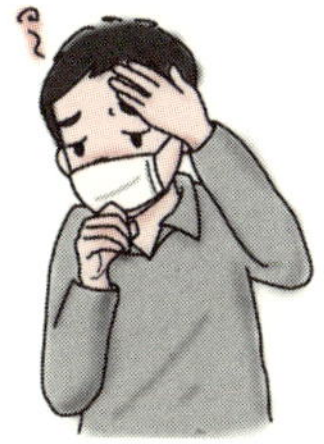

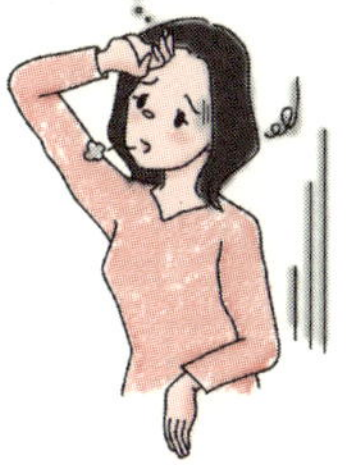

あとがき

診察室では十分にお話しできないことを、1冊にまとめさせていただきました。私にこれまで、たくさんの経験を積ませて下さいました大勢の患者さんになられた皆様に、心から感謝申し上げます。医師になって35年余、この間にさまざまなタイプの治療薬、治療法が登場し、ぜん息治療も大きくその姿を変えました。今も私の診察室には20年以上のおつき合い、いいえ30年前から診察させて頂いている皆さんが幾人も来ておられます。皆さん、本当にいろいろなことがありましたね。よくなられて何よりです。

次に、この拙著の監修の労をお取り下さいました東京大学名誉教授、(財)日本アレルギー協会理事長、日本臨床アレルギー研究所所長であられます宮本昭正博士に、心から感謝を申し上げます。やさしくお声がけ下さり、出身大学が異なる私に、思いもしませんでした厚生省(現厚生労働省)研究班の重要な仕事をお与え下さいました日を、なつかしく思い出しております。今日こうした形で、国内の大勢のぜん息患者さんのお役に立てるかもしれない1冊を出版できましたことで、わずかでもその御恩に報いられるとしたら何よりの幸せです。

さあ、皆さん。医学・医療の内容は日進月歩です。これから一層よい治療法が考え出されてくることでしょう。アレルギー専門医、勉強を続ける身近な良医、薬剤師、看護師とともに、何事も話し合って、アレルギー、特にぜん息の治療に取り組みましょう。アレルギーの克服に向けて。

＊　＊　＊

なお、本書の中で示しました当院の統計資料は、第18回日本アレルギー学会春季臨床大会（2006年、東京、中川武正会長）の会長シンポジウムで、「我が国のアレルギー診療の現状と展望」として報告させていただいたものです。重責をお与え下さいました中川武正先生の御厚情に心から感謝申し上げます。

また「日本人のピークフロー標準値」作成を直接御指導下さいました牧野荘平独協医科大学名誉教授、「日本人小児のピークフロー標準値」の報告に御尽力下さいました西間三馨日本小児アレルギー学会会長、森川昭廣日本小児呼吸器学会会長ほか各位に、深く感謝申し上げます。

二〇〇八年一月吉日

日本人のピークフロー標準予測値

お使いになるピークフローメーターは、その機種によって値が違います。機種を変更なさる際はご注意下さい。

また、私どもが作成しました日本人の標準値がついている機種をお使いください。

「ミニライト」には紫（アメリカ）と黒（イギリス）の2種類の目盛りのものがあります。紫色の目盛りのメーターをおすすめします。

ミニライト：ATS（紫）目盛り男児（L/min）

年齢（歳）	身長（cm）																	
	100	105	110	115	120	125	130	135	140	145	150	155	160	165	170	175	180	185
6	159	169	180	192	206	220	236	253	271	291	312	335	359	384	411	440	471	503
7	165	175	186	199	212	227	242	259	278	297	318	341	365	390	418	446	477	509
8	172	182	194	206	219	234	249	266	285	304	325	348	372	398	425	454	484	516
9	180	191	202	214	227	242	258	275	293	313	334	356	380	406	433	462	492	524
10	189	200	211	223	236	251	267	284	302	322	343	365	389	415	442	471	501	534
11	200	210	221	233	247	261	277	294	312	332	353	375	399	425	452	481	511	544
12	211	221	232	244	258	272	288	305	323	343	364	386	410	436	463	492	522	555
13	223	233	244	256	270	284	300	317	335	355	376	398	422	448	475	504	534	567
14	236	246	257	269	282	297	313	330	348	368	389	411	435	461	488	517	547	580
15	249	260	271	283	296	311	327	344	362	382	403	425	449	475	502	531	561	593
16	264	274	286	298	311	326	342	359	377	396	418	440	464	490	517	546	576	608
17	280	290	301	314	327	342	357	374	393	412	433	456	480	505	533	561	592	624
18	297	307	318	331	344	358	374	391	409	429	450	473	497	522	549	578	609	641

ミニライト：ATS（紫）目盛り女児（L/min）

年齢（歳）	身長（cm）																
	95	100	105	110	115	120	125	130	135	140	145	150	155	160	165	170	175
6	125	140	156	171	187	202	218	233	249	264	280	295	311	326	342	357	373
7	131	147	162	178	193	209	224	240	255	271	286	302	317	333	348	364	379
8	138	153	169	184	200	215	231	246	262	277	293	308	324	339	355	370	386
9	144	160	175	191	206	222	237	253	268	284	299	315	330	346	361	377	392
10	151	166	182	197	213	228	244	259	275	290	306	321	337	352	368	383	399
11	157	172	188	204	219	235	250	266	281	297	312	328	343	359	374	390	405
12	163	179	194	210	226	241	257	272	288	303	319	334	350	365	381	396	412
13	170	185	201	216	232	247	263	279	294	310	325	341	356	372	387	403	418
14	176	192	207	223	238	254	269	285	301	316	332	347	363	378	394	409	425
15	183	198	214	229	245	260	276	291	307	323	338	354	369	385	400	416	431
16	189	205	220	236	251	267	282	298	313	329	344	360	376	391	407	422	438
17	196	211	227	242	258	273	289	304	320	335	351	366	382	398	413	429	444
18	202	218	233	249	264	280	295	311	326	342	357	373	388	404	419	435	451

バイタログラフ：男児（L/min）

年齢（歳）	身長（cm）																	
	100	105	110	115	120	125	130	135	140	145	150	155	160	165	170	175	180	185
6	193	197	203	210	219	229	241	254	269	286	305	326	350	375	403	433	465	500
7	197	202	208	215	223	234	245	259	274	291	310	331	354	379	407	437	470	505
8	203	208	214	221	229	240	251	265	280	297	316	337	360	385	413	443	476	511
9	211	215	221	228	237	247	259	272	287	304	323	344	367	393	421	451	483	518
10	220	225	231	238	246	257	268	282	297	314	333	354	377	402	430	460	493	528
11	232	236	242	249	258	268	280	293	308	325	344	365	389	414	442	472	504	540
12	245	250	256	263	272	282	294	307	322	339	358	379	402	428	455	486	518	553
13	262	267	273	280	288	298	310	324	339	356	375	396	419	444	472	502	535	570
14	281	286	292	299	308	318	329	343	358	375	394	415	438	463	491	521	554	589
15	303	308	314	321	330	340	351	365	380	397	416	437	460	485	513	543	576	611
16	328	333	339	346	355	365	377	390	405	422	441	462	485	511	538	568	601	636
17	357	362	368	375	383	394	405	419	434	451	470	491	514	539	567	597	630	665
18	389	394	400	407	416	426	437	451	466	483	502	523	546	571	599	629	662	697

バイタログラフ：女児（L/min）

年齢（歳）	身長（cm）																
	95	100	105	110	115	120	125	130	135	140	145	150	155	160	165	170	175
6	138	152	165	178	192	205	218	232	245	258	272	285	299	312	325	339	352
7	146	159	173	186	199	213	226	239	253	266	280	293	306	320	333	346	360
8	154	167	180	194	207	220	234	247	261	274	287	301	314	327	341	354	368
9	161	175	188	202	215	228	242	255	268	282	295	308	322	335	349	362	375
10	169	183	196	209	223	236	249	263	276	289	303	316	330	343	356	370	383
11	177	190	204	217	230	244	257	270	284	297	311	324	337	351	364	377	391
12	185	198	211	225	238	252	265	278	292	305	318	332	345	358	372	385	399
13	192	206	219	233	246	259	273	286	299	313	326	339	353	366	380	393	406
14	200	214	227	240	254	267	280	294	307	320	334	347	361	374	387	401	414
15	208	221	235	248	261	275	288	302	315	328	342	355	368	382	395	408	422
16	216	229	242	256	269	283	296	309	323	336	349	363	376	389	403	416	430
17	223	237	250	264	277	290	304	317	330	344	357	370	384	397	411	424	437
18	231	245	258	271	285	298	311	325	338	351	365	378	392	405	418	432	445

ミニライト：ATS（紫）目盛り（L/min）

年齢（歳）	男性 身長（cm）											女性 身長（cm）										
	145	150	155	160	165	170	175	180	185	190	195	130	135	140	145	150	155	160	165	170	175	180
15	447	470	493	515	538	561	583	606	629	651	674	296	313	329	345	361	378	394	410	426	443	459
20	480	502	525	548	571	593	616	639	661	684	707	307	323	340	356	372	388	405	421	437	453	470
25	501	524	546	569	592	615	637	660	683	705	728	316	332	348	365	381	397	413	430	446	462	478
30	513	535	558	581	603	626	649	671	694	717	740	323	339	355	371	388	404	420	436	453	469	485
35	516	538	561	584	606	629	652	674	697	720	743	327	343	360	376	392	408	425	441	457	473	490
40	512	534	557	580	602	625	648	671	693	716	739	328	345	361	377	393	410	426	442	458	475	491
45	502	525	548	570	593	616	638	661	684	707	729	327	343	359	375	392	408	424	440	457	473	489
50	489	511	534	557	579	602	625	648	670	693	716	321	338	354	370	386	403	419	435	451	468	484
55	472	495	518	540	563	586	608	631	654	677	699	312	328	345	361	377	393	410	426	442	458	475
60	455	477	500	523	545	568	591	614	636	659	682	299	315	331	347	364	380	396	412	429	445	461
65	437	460	482	505	528	551	573	596	619	641	664	280	297	313	329	345	362	378	394	410	427	443
70	421	444	466	489	512	535	557	580	603	625	648	257	274	290	306	322	339	355	371	387	404	420
75	408	431	453	476	499	521	544	567	590	612	635	229	245	261	278	294	310	326	343	359	375	391
80	399	422	445	467	490	513	535	558	581	604	626	195	211	227	243	260	276	292	308	325	341	357
85	396	419	442	464	487	510	532	555	578	601	623	155	171	187	203	220	236	252	268	285	301	317

ミニライト：ライト（黒）目盛り（L/min）

年齢（歳）	男性 身長（cm）											女性 身長（cm）										
	145	150	155	160	165	170	175	180	185	190	195	130	135	140	145	150	155	160	165	170	175	180
15	492	508	524	541	557	573	589	605	621	637	653	362	376	390	404	418	432	446	460	474	488	502
20	514	530	546	562	578	595	611	627	643	659	675	370	384	398	412	426	440	454	468	482	496	510
25	528	545	561	577	593	609	625	641	657	673	689	378	392	406	420	434	447	461	475	489	503	517
30	537	553	569	585	601	617	633	649	665	681	698	384	397	411	425	439	453	467	481	495	509	523
35	539	555	571	587	603	619	636	652	668	684	700	387	401	415	429	443	457	471	485	499	513	527
40	537	553	569	585	601	617	633	649	665	682	698	389	403	417	431	445	459	473	487	501	515	528
45	530	546	563	579	595	611	627	643	659	675	691	388	402	416	430	444	458	471	485	499	513	527
50	521	537	553	569	585	601	618	634	650	666	682	383	397	411	425	439	453	467	481	495	509	523
55	509	525	541	557	574	590	606	622	638	654	670	375	389	403	417	431	445	459	473	487	501	515
60	496	512	528	544	560	577	593	609	625	641	657	363	377	391	405	419	433	446	460	474	488	502
65	482	498	514	530	547	563	579	595	611	627	643	346	360	374	388	402	416	430	443	457	471	485
70	469	485	501	517	533	549	565	581	597	613	630	324	338	352	366	380	394	407	421	435	449	463
75	456	472	488	504	520	536	552	569	585	601	617	296	310	324	338	352	366	380	394	408	422	436
80	445	461	477	493	509	526	542	558	574	590	606	263	277	291	305	318	332	346	360	374	388	402
85	437	453	469	485	501	517	533	550	566	582	598	223	237	251	265	279	292	306	320	334	348	362

バイタログラフ（L/min）

年齢（歳）	男性 身長（cm）											女性 身長（cm）										
	145	150	155	160	165	170	175	180	185	190	195	130	135	140	145	150	155	160	165	170	175	180
15	432	451	471	490	510	529	549	568	588	607	627	282	297	313	328	343	358	373	388	403	418	433
20	460	480	499	519	538	558	577	597	616	636	655	293	308	323	338	353	368	383	398	413	429	444
25	480	499	519	538	558	577	597	616	636	655	675	302	317	332	347	362	377	392	407	422	437	452
30	491	511	530	550	569	589	608	628	647	667	686	308	323	338	353	368	383	398	414	429	444	459
35	495	515	534	554	573	593	612	632	651	671	690	312	327	342	357	372	387	402	418	433	448	463
40	493	513	532	552	571	591	610	630	649	669	688	313	328	344	359	374	389	404	419	434	449	464
45	486	505	525	544	564	583	603	622	642	661	681	312	327	342	357	372	387	402	417	432	447	462
50	475	494	514	533	553	572	592	611	631	650	670	307	322	337	352	367	382	397	412	427	442	457
55	461	480	500	519	539	557	578	597	617	636	656	299	314	329	344	359	374	389	404	419	434	449
60	445	464	484	503	523	542	562	581	601	620	640	287	302	317	332	347	362	377	392	407	422	437
65	428	448	467	487	506	526	545	565	584	604	623	271	286	301	316	331	346	361	377	392	407	422
70	412	431	451	470	490	509	529	548	568	587	607	251	266	281	296	312	327	342	357	372	387	402
75	397	416	436	455	475	494	514	533	553	572	592	227	242	257	272	287	302	317	332	348	363	378
80	384	404	423	443	462	482	501	521	540	560	579	198	213	228	244	259	274	289	304	319	334	349
85	375	395	414	434	453	473	492	512	531	551	570	165	180	195	210	225	240	255	270	285	300	315

パーソナルベスト（L/min）

年齢（歳）	男性 身長（cm）											女性 身長（cm）										
	145	150	155	160	165	170	175	180	185	190	195	130	135	140	145	150	155	160	165	170	175	180
15	462	485	508	530	553	576	599	621	644	667	689	287	304	321	338	355	372	389	406	423	441	458
20	501	523	546	569	591	614	637	659	682	705	728	302	319	336	353	370	387	404	422	439	456	473
25	526	549	572	594	617	640	662	685	708	731	753	314	331	348	365	382	399	416	433	450	467	485
30	541	564	586	609	632	655	677	700	723	745	768	322	339	356	373	390	407	425	442	459	476	493
35	546	569	592	614	637	660	682	705	728	751	773	327	344	361	378	395	412	430	447	464	481	498
40	543	566	589	612	634	657	680	702	725	748	770	329	346	363	380	397	414	431	448	465	482	500
45	534	557	580	602	625	648	670	693	716	738	761	327	344	361	378	395	412	429	446	463	481	498
50	520	543	565	588	611	633	656	679	701	724	747	321	338	355	372	390	407	424	441	458	475	492
55	502	525	548	570	593	616	638	661	684	706	729	312	329	346	363	381	398	415	432	449	466	483
60	482	505	528	551	573	596	619	641	664	687	709	300	317	334	351	368	385	402	419	436	453	471
65	462	485	508	530	553	576	599	621	644	667	689	283	300	318	335	352	369	386	403	420	437	454
70	443	466	489	511	534	557	579	602	625	648	670	263	281	298	315	332	349	366	383	400	417	434
75	427	449	472	495	518	540	563	586	608	631	654	240	257	274	291	308	325	342	360	377	394	411
80	414	437	460	482	505	528	550	573	596	619	641	213	230	247	264	281	298	315	332	349	366	384
85	407	430	453	475	498	521	544	566	589	612	634	182	199	216	233	250	267	284	301	318	335	353

アセス（L/min）

年齢（歳）	男性 身長（cm）											女性 身長（cm）										
	145	150	155	160	165	170	175	180	185	190	195	130	135	140	145	150	155	160	165	170	175	180
15	521	541	562	583	603	624	645	665	686	706	727	314	330	347	363	380	397	413	430	446	463	480
20	576	597	617	638	659	679	700	721	741	762	783	330	347	363	380	396	413	430	446	463	479	496
25	611	632	652	673	694	714	735	756	776	797	818	343	359	376	392	409	426	442	459	475	492	509
30	629	649	670	691	711	732	753	773	794	815	835	351	368	384	401	418	434	451	467	484	501	517
35	632	653	673	694	714	735	756	776	797	818	838	356	373	389	406	422	439	456	472	489	505	522
40	624	644	665	686	706	727	747	768	789	809	830	357	374	390	407	423	440	457	473	490	506	523
45	607	627	648	669	689	710	731	751	772	793	813	354	371	388	404	421	437	454	471	487	504	520
50	585	605	626	647	667	688	709	729	750	770	791	348	365	381	398	415	431	448	464	481	498	514
55	560	581	601	622	643	663	684	705	725	746	767	339	355	372	388	405	422	438	455	471	488	505
60	536	557	577	598	619	639	660	681	701	722	743	325	342	359	375	392	408	425	442	458	475	491
65	516	536	557	578	598	619	640	660	681	701	722	309	326	342	359	375	392	409	425	442	458	475
70	502	522	543	564	584	605	626	646	667	688	708	289	306	322	339	356	372	389	405	422	439	455
75	498	518	539	560	580	601	621	642	663	683	704	266	283	299	316	333	349	366	382	399	416	432
80	498	519	539	560	581	601	621	642	663	683	704	240	257	273	290	306	323	340	356	373	389	406
85												211	227	244	261	277	294	310	327	344	360	377

月岡一治「日本人のピークフロー値・改訂版2002」（協和企画）

や　行

ら　行

は　行

ま　行

た　行

な　行

さ 行

あ　行

か　行

■著者略歴

月岡　一治（つきおか　かずはる）

1946年、新潟県生まれ。新潟大学医学部卒業、医学博士。新潟大学医学部第二内科で内科学、臨床アレルギー学、呼吸器病学、特に気管支喘息の研究に従事。1996年に新潟市で月岡内科医院を開設、同時に新潟アレルギー疾患研究所（牧野荘平独協医科大学名誉教授がご命名下さいました）を開設。診療と学会活動に従事。

1992年より「厚生省（現・厚生労働省）アレルギー総合研究事業」（企画評価委員長、総合班長、宮本昭正国立相模原病院名誉院長）気管支喘息班班員。喘息予防・管理ガイドライン1998、2003年作成に参加。日本人のピークフロー標準値の作成を行う。

日本アレルギー学会認定医、認定専門医、評議員、代議員。日本呼吸器学会認定医、認定専門医、北陸地方会評議員。日本内科学会認定内科医、日本小児アレルギー学会会員、新潟アレルギー研究会会長（現顧問）、NPO 法人日本アレルギー友の会顧問、ほか。

主要著書（監修、著）

「日本人のピークフロー値」協和企画通信、東京、1995
「日本人のピークフロー値〈改訂版〉」協和企画、東京、2003
「正しく知って治すアレルギー」新潟日報事業社、新潟、2006
ほか

ぜん息を克服するぞ
―アレルギー専門医が解説・指導する―

2008年 3 月 10 日　初版 1 刷発行

著　者　月岡　一治
監　修　宮本　昭正
発行者　徳永　健一
発行所　新潟日報事業社
〒951-8131　新潟市中央区白山浦 2 - 645-54
電　話　025-233-2100
F A X　025-230-1833
www.nnj-net.co.jp
印刷所　新高速印刷株式会社

定価はカバーに表示してあります。
落丁・乱丁本は送料小社負担にてお取り替えいたします。

ISBN978-4-86132-257-0